基础护理技术与专科实践

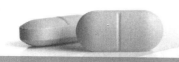

宋任游　主编

U0217045

中国纺织出版社有限公司

图书在版编目（CIP）数据

基础护理技术与专科实践 / 宋任游主编. -- 北京：
中国纺织出版社有限公司, 2022.10
ISBN 978-7-5180-9898-9

Ⅰ.①基…　Ⅱ.①宋…　Ⅲ.①护理学　Ⅳ.①R47

中国版本图书馆CIP数据核字（2022）第180355号

责任编辑：樊雅莉　　责任校对：高　涵　　责任印制：王艳丽

中国纺织出版社有限公司出版发行
地址：北京市朝阳区百子湾东里A407号楼　邮政编码：100124
销售电话：010—67004422　传真：010—87155801
http://www.c-textilep.com
中国纺织出版社天猫旗舰店
官方微博 http://weibo.com/2119887771
三河市宏盛印务有限公司印刷　各地新华书店经销
2022年10月第1版第1次印刷
开本：787×1092　1/16　印张：12
字数：280千字　定价：88.00元

编 委 会

前　言

随着社会经济的发展和生活水平的提高，人们对护理专业人员的技能提出了更高的要求。与此同时，医学科技的发展使护理新理论、新技术不断涌现并广泛应用于临床，有效减轻了患者负担、缓解了患者病情。实施以人的健康为中心、以护理程序为框架的整体护理模式，要求护士具备更高的人文素质、实践技能、整体护理知识和社会知识。本书正是在这样的背景下编写而成的。

本书首先介绍基础护理技术及常用急救护理技术，然后重点阐述常见危重症护理、急性中毒护理、消化内镜检查及治疗的护理配合及外科手术护理配合。全书内容丰富，资料新颖，覆盖面广，科学实用，充分吸收近几年的护理新理论、新知识和新技术，以帮助临床护理人员培养良好的思维判断能力，使护理工作更加科学、规范。

本书在编写过程中，由于作者较多，写作方式和文笔风格不一，再加上时间有限，难免存在疏漏和不足之处，望广大读者提出宝贵的意见和建议，谢谢。

编　者

2022 年 9 月

目　录

第一章

基础护理技术

第一节　手卫生

一、目的

1. 一般洗手

洗去污垢、皮屑及暂存细菌，降低院内感染率。

2. 外科洗手

（1）清除指甲、手、前臂的污物和暂居菌。

（2）将常居菌减少到最低程度。

（3）抑制微生物的快速再生。

二、用物

洗手液，流动水，一次性纸巾。外科手消毒时备刷手液、无菌手刷、无菌巾。

三、评估

（1）了解手部污染程度。

（2）了解操作范围、目的。

（3）了解手部皮肤及指甲情况。

四、操作要点

1. 一般洗手

（1）取下手表，必要时将衣袖卷过肘。

（2）打开水龙头，淋湿双手，取适量洗手液于掌心，用力搓摩、交搓双手掌心；右手掌心覆盖左手背十指交叉，反之亦然；双手掌心相对十指交叉；指背迭于另一手掌心十指相扣；右手握左手大拇指旋转搓摩，反之亦然；右手五指并拢贴于左手掌心正反向旋转搓摩，反之亦然。必要时搓摩腕部，然后在水流下彻底冲洗干净双手。用防治手部再污染的方法关闭水龙头，用一次性纸巾擦手。

（3）注意指尖、指缝、指关节等处，清洗时间不少于15秒；冲洗时肘部应高于手掌位置，让水从指尖处流下。

2. 外科洗手

（1）修剪指甲，清除指甲下的污垢。

（2）按一般洗手法要求洗手，包括前臂、上臂下 1/3，使用流动水冲洗干净，用无菌巾擦干。

（3）如采用揉搓法可取适量手消液，按六步洗手法揉搓双手、前臂、上臂下 1/3，至消毒剂干燥。

（4）如需刷手，刷洗顺序为指尖、手指、指缝、手掌、手背、手腕、前臂、上臂下 1/3，刷洗 3 遍，时间不少于 5 分钟。

（5）冲洗时，让水由指尖流向手臂，用无菌巾擦干双手及上臂。

（6）手消毒后，将双手悬空举在胸前。

五、注意事项

（1）洗手前应摘掉戒指等首饰，指甲长者应做修剪，并去除指甲下的污垢。

（2）洗手时注意清洗指尖、指缝和关节等部位。

（3）保持手指朝上，将双手悬空举在胸前，使水由指尖流向肘部，避免倒流。

（4）使用后的海绵、刷子等，应一用一消毒。

（王红允）

第二节　铺床法

一、目的

更换污染的床单、被褥，以保持床铺清洁、干燥，患者舒适。

二、用物

清洁大单（床套），中单，被套，枕套，床刷套上湿布套或扫床湿毛巾。

三、评估

（1）评估患者病情、意识状态、合作程度、自理程度、皮肤情况及管路情况。

（2）评估床单位安全、方便、整洁程度。

四、操作要点

1. 备用床和暂空床

（1）移开床旁桌椅于适宜位置，将铺床用物放于床旁椅上。

（2）从床头至床尾铺平床褥后，铺上床单或床罩。

（3）将棉胎或毛毯套入被套内。

（4）两侧内折后与床内沿平齐，尾端内折后与床垫尾端平齐。

（5）暂空床的盖被上端内折 1/4，再扇形三折于床尾并使之平齐。

（6）套枕套，将枕头平放于床头正中。

（7）移回床旁桌、椅。

2. 麻醉床

（1）同"备用床和暂空床"步骤的（1）、（2）。

（2）根据患者手术麻醉情况和手术部位铺单。

（3）盖被放置应方便患者搬运。

（4）套枕套后，将枕头平放于床头正中。

（5）移回床旁桌、椅。

（6）处理用物。

3. 卧床患者更换被单

（1）与患者沟通，取得配合。

（2）移开床旁桌、椅。

（3）将枕头及患者移向对侧，使患者侧卧。

（4）松开近侧各层床单，将其上卷于中线处塞于患者身下，清扫整理近侧床褥；依次铺近侧各层床单。

（5）将患者及枕头移至近侧，患者侧卧。

（6）松开对侧各层床单，将其内卷取出，同法清扫和铺单。

（7）患者平卧，更换清洁被套及枕套。

（8）移回床旁桌、椅。

（9）根据病情协助患者取舒适体位。

（10）处理用物。

五、注意事项

（1）密切观察患者约束部位皮肤颜色、温度，必要时进行按摩，促进血液循环，以保证患者的安全和舒适。

（2）保护性约束用具只能短期使用，并定时松解约束带及防止约束性伤害，协助患者翻身。

（3）记录使用保护性约束用具的原因、时间、约束部位皮肤状况、解除约束的时间并做好交接班。

（4）使用时患者肢体处于功能位置；约束带下垫衬垫，松紧适宜。

（王红允）

第三节　无菌技术

一、目的

保持无菌物品和无菌区域不被污染，防止病原微生物侵入或传播给他人。

二、用物

无菌钳及镊子罐，无菌治疗巾，无菌手套，无菌容器，无菌溶液，治疗盘，污物碗。

三、评估

操作台宽阔、清洁、干燥，治疗室光线明亮，在 30 分钟内无打扫。

四、操作要点

1. 取无菌持物钳

（1）核对无菌钳包有无破损及消毒日期。

（2）打开无菌钳包。

（3）取出镊子罐立于治疗台面上。

（4）标明打开日期及时间。

2. 取无菌治疗巾及铺无菌盘

（1）检查无菌包及包皮有无破损，核对灭菌日期。

（2）检查治疗盘是否清洁、干燥。

（3）无菌治疗巾包应放在清洁、干燥、平坦宽敞处。

（4）打开无菌治疗巾包，取出治疗巾并铺于无菌盘中，应在清洁、干燥、平坦、宽敞处操作。

3. 取无菌溶液

（1）核对及检查所用溶液瓶签、名称、浓度、有效期，注意瓶子有无裂缝，检查溶液有无沉淀、浑浊及变色。

（2）按要求打开溶液瓶，取无菌溶液无污染。

（3）倒无菌溶液置入无菌容器内，将治疗巾盖好，注明开瓶时间。

4. 戴无菌手套

（1）取下手表，洗手。

（2）核对手套包上的号码和灭菌日期。

（3）按要求戴手套，将手套的翻转处套在工作服衣袖外边。

（4）脱手套方法正确。

五、注意事项

（1）治疗盘必须清洁干燥，无菌巾避免潮湿。

（2）铺巾时不可触及无菌面，覆盖无菌巾时对准边缘，一次盖好，避免污染。

（3）无菌盘有效期时间为 4 小时。

（4）无菌持物钳取时不可触及容器口边缘及溶液以上的容器内壁。使用时应保持钳端向下，不可倒转向上，用后立即放入容器中。如到远处夹取物品时，无菌持物钳应连同容器一并搬移，就地取出使用。无菌持物钳只能用于夹取无菌物品，不能用于换药和消毒皮肤。

（5）不可将无菌物品或非无菌物品伸入无菌溶液瓶内蘸取或直接接触瓶口倒液。

（6）倒出的无菌溶液不可倒回瓶内。

（7）未戴手套的手不可触及手套外面，戴手套的手则不可触及未戴手套的手及手套的里面。

（8）手套破裂或污染，立即更换。

（王红允）

第四节 保护性约束方法

一、目的

主要是限制患者躯体及四肢活动，预防患者自伤、拔管或伤及他人，以保证患者在医院期间的治疗和护理安全。在约束前必须征得患者或其亲属的知情同意，签署相关文件方可约束患者。

二、用物

棉垫，约束带，床挡。

三、评估

（1）患者病情、年龄、意识状态、沟通能力、对治疗护理的反应。
（2）患者肢体活动度。
（3）患者及其家属对使用保护用具的理解和合作程度。
（4）约束部位皮肤色泽、温度及完整性等。
（5）需要使用保护具的种类和时间。

四、操作要点

（1）携物品至病床旁，核对并解释。
（2）取得家属及其患者的配合，调整患者于适宜体位。
（3）肢体约束。暴露患者的腕部或踝部，用棉垫包裹手腕或踝部，宽绷带打成双套结，将双套结套于手腕或踝部棉垫外稍拉紧（使之不脱出，以不影响血液循环为宜），将带子系于床缘上，如用制作好的约束带固定时，应松紧适宜，固定牢固。
（4）肩部约束：暴露患者的双肩，将患者双侧腋下垫棉垫，将保护带（大单）置于患者双肩下，双侧分别穿过患者的腋下，在背部交叉后分别固定在床头，为患者盖好被子。
（5）全身约束：将大单折成自患儿肩部至踝部的长度，将患儿放于中间，用靠近护士一侧的大单紧紧包裹同侧患儿的手足至对侧，自患儿腋窝下掖于身下，再将大单的另一侧包裹手臂及身体后，紧掖于靠护士一侧身下，如患者过分活动可用绷带系紧。
（6）患者体位舒适，肢体处于功能位并保护患者安全，整理床单位。

五、注意事项

（1）使用约束带时，约束带下应垫衬垫，固定须松紧适宜，其松紧度以能伸入 1~2 根手指为宜，保持功能位。
（2）注意每 15~30 分钟观察 1 次受约束部位的血液循环，包括皮肤的颜色、温度、活动及感觉等。

（3）每2小时定时松解1次，并改变患者的姿势及给予受约束的肢体运动，必要时进行局部按摩，促进血液循环。

（刘　颖）

第五节　静脉输液常见问题处理方法

一、静脉输液肢体疼痛速效止痛法

患者在输液过程中，常因静脉输入刺激性较大或浓度较高的药物而引起输液肢体及局部胀痛、疲乏等，采用对侧穴位按压法，是解除患者疼痛的较好护理方法。

1. 方法

患者上肢静脉输液感到局部胀、疼痛、疲乏时，按压患者对侧上肢合谷穴或内关穴，以患者感到酸、麻、痛为止，可缓解患者静脉输液肢体局部的胀、痛、疲乏感。如患者下肢静脉输液出现此症状时，按压对侧足三里穴或三阴交穴，可收到同样效果。

2. 机制

依据针灸"同经相应交叉"取穴法，按压输液肢体对侧穴位，破坏输液肢体因药物或输液刺激引起大脑皮质原兴奋灶而达到治疗效果。此方法简便易行、见效迅速，较减慢速度和局部热敷等方法止痛效果好。

二、静滴甘露醇外渗的处理方法

静滴甘露醇时发生血管外渗漏，是护理工作中比较棘手的问题。由于甘露醇为高渗溶液，一旦药物外漏进入皮下组织，不易被组织所吸收并损伤组织，同时提高了组织液的压力，造成渗透压梯度的反差，促使更多的液体渗透到组织中，加重皮肤组织的损伤，而出现局部刺痛、皮下组织坏死等不良后果。

1. 烫伤膏外涂法

一旦发现甘露醇溶液外渗于皮下组织，应立即停止输液，用烫伤膏外涂肿胀部位，用量多少取决于受损皮肤范围，以不干燥为宜。暴露局部，直至肿胀消退，皮肤恢复正常为止。应禁止局部热敷，因为热敷可使局部组织温度升高，促进组织坏死，同时血管扩张，水肿加重。另外，甘露醇外渗后应尽早用烫伤膏外涂局部。如果出现水疱、发绀，再涂用烫伤膏效果不佳。此方法适用于甘露醇液少量外渗，皮下肿胀较轻者。

2. 中药涂膜法

（1）药方配制：将丹参、紫荆皮、乳香、没药、降香、白及、儿茶、大黄挑选洗净，烘干粉碎，以70%乙醇为溶剂，按酊剂浸渍法制备。首次浸渍20天；第二次浸渍14天，合并浸出液，过滤，回收乙醇。滤液加入冰片、甘油、阿佐恩、PVA-124，搅匀，调节pH，分装外用。

（2）方法：棉签浸取药液均匀涂擦于肿痛瘀血皮肤待干燥成膜。每天3～4次，肿痛瘀血严重者，可酌加涂药次数。

3. 刺皮减压法

在剧烈肿胀肢体的局部涂3%的碘酒消毒，75%乙醇脱碘干燥后，用无菌注射器针头在肿胀中心部位（避开皮下静脉血管部位），均匀刺数针，刺破皮肤，然后用无菌大纱布 3～5 层加压包扎，使大量的皮下渗出液排出。如纱布被浸湿可再更换，从而使肿胀的肢体很快恢复正常。但注意消肿后刺破的皮肤局部应保持清洁干燥，避免感染发生。此方法仅限于严重肿胀的紧急情况，机体免疫力低下和肢体局部感染者禁用。

三、静脉穿刺穿破血管后的补救方法

静脉输液是临床常用的重要治疗手段之一。在静脉穿刺时，如果血管扎穿后采用指压扎穿部位法止血，进行补救确保穿刺一次完成，以提高静脉穿刺成功率。

静脉穿刺后，自我感觉扎穿或穿刺后无回血，往外撤针头时才有回血，就判断为扎穿血管。此时，将针头缓慢往外撤，当有血时停止，立即用左手拇指或无名指按在扎穿的部位，同时打开止血带，用一条胶布固定针柄。先以指重压 1 秒左右，然后打开输液调节器，手指轻按以液体能缓慢通过为准（见墨菲滴管有滴入），观察有无外渗，1 分钟左右无外渗将手指抬起，用胶布将针头固定好，调节滴数为 60～70 滴/分钟，如果需加快滴数，10～20 分钟后即可放快。

此方法特别适用于婴幼儿、老年人和不好找血管的患者。

四、颈外静脉输液导管阻塞更换法

颈外静脉穿刺输液适用于长期输液、周围静脉不易穿刺者，以及周围循环衰竭的危重患者。颈外静脉穿刺输液导管阻塞多因护理不周所致，如导管折叠或经导管抽血、输血而未及时用生理盐水冲洗以致形成血栓。导管阻塞后，传统的方法是拔除阻塞导管，采用更换导管法，无须穿刺，即免除疼痛，效果很好。

1. 操作方法

（1）患者去枕平卧，肩下可垫枕头，头偏向对侧。

（2）严格执行无菌操作：常规消毒导管周围皮肤，阻塞导管末端接 5 mL 注射器，戴无菌手套，边抽吸边拔管，弃于弯盘中。

（3）常规消毒穿刺口及周围皮肤，更换无菌手套，铺孔巾，用抽取生理盐水的注射器检查灭菌导管是否通畅。

（4）右手用镊子快速将无菌导管沿穿刺口插入至所需长度回抽注射器，见回血注入生理盐水封管或接输液橡胶管输液。妥善固定导管，原穿刺口经用苯扎氯铵酊消毒后，覆盖无菌纱布。

2. 注意事项

（1）此方法适用于已行颈外静脉穿刺置管 10～14 天后发生导管阻塞的患者，且局部无可疑感染者。

（2）长期置管者，每周常规做穿刺口分泌物细菌培养 1 次，每天用苯扎氯铵酊消毒穿刺口及周围皮肤，禁用碘酒或酒精，以防导管脆化折断。

（3）输液过程中严格无菌操作，以防感染及并发症发生。

（4）不宜从导管内抽血、输血。若抢救患者急需输血时，待输血完毕即用生理盐水将管腔冲洗干净，封管时加入适量肝素以防血栓形成。

（5）拔管时，导管末端接注射器，边抽吸边拔管，防止残留小血块进入血液，形成血栓。

五、长期静脉内置管并发症及对策

（一）常见并发症

1. 凝血

静脉内留置各类导管，形成血管异物，因而局部易形成血液凝集块造成静脉闭塞而发生末梢水肿、静脉炎等症状。其预防主要手段是选择不易致局部凝血的导管和留置针。随着医疗材料科学技术的发展，目前的聚氨甲酸乙酯等材料就具有血栓不易形成的特点。

2. 感染

在血管内留置导管易导致细菌感染，严重时可引起菌血症。造成这一并发症的主要原因是在导管插入或静脉穿刺操作过程中，特别是在连接输液管、三通等无菌操作不严格的情况下污染所致。

3. 导管栓塞

导管内腔形成血液凝血块造成输入液体不畅。

4. 固定脱落

长期插入导管患者，缝合固定线由于局部皮肤的坏死等原因而松动、脱落，失去对导管的固定力，易造成留置针和导管的自由拔出。

（二）并发症表现及对策

1. 导管所致感染、菌血症

（1）症状：突然高热，体温39～40℃，寒战，恶寒。

（2）对策：①在操作中严格执行无菌操作原则；②长期置入导管，疑导管感染时，拔出导管用无菌剪刀剪下尖端部做细菌培养；③从末梢血管开始输液治疗；④头部、腋窝等部位冷敷，严密观察体温、脉搏、血压等全身状况。

2. 静脉血栓、静脉炎

（1）症状：穿刺侧上、下肢水肿，沿静脉走行疼痛，局部发红、发热。

（2）对策：①预防手段是要选择合适的高质量导管或留置针材料；②留置时间不可过长；③中心静脉导管插入时尽可能避免输入高渗液；④遵医嘱拔去导管；⑤拔管后抬高患肢，局部冷、湿敷。

3. 导管脱出或局部渗液

（1）症状：液体从穿刺部漏出，穿刺部位出血，滴注速度缓慢；深静脉锁骨下静脉穿刺时，液体外漏于纵隔内，出现呼吸困难、胸痛、血压低、脉频。

（2）对策：①打开穿刺部位，观察固定是否脱落；②遵医嘱拔管；③终止滴注，胸部行X线检查。

4. 导管误插入

（1）症状：导管插入部开始疼痛，特别是静脉液体滴入时疼痛加剧。

（2）对策：①X线透视检查；②遵医嘱拔出导管，重新穿刺。

（刘　颖）

第六节 核酸检测技术

核酸检测是指采集咽拭子、痰液或者下呼吸道标本，实时荧光 RT-PCR 检测新型冠状病毒核酸，如果呈阳性，即可确诊感染新型冠状病毒，这属于确诊新型冠状肺炎（简称新冠）的依据。除了检测病毒核酸，还可以检测标本中的病毒与新型冠状病毒是否高度同源，如是，则可确诊为新冠。该病毒具有很强的感染性，并且具有人传人的特性，但是该病毒对于温度及太阳光紫外线较敏感。

新冠患者的肺泡灌洗液、痰液、鼻咽分泌物都可以作为检测的标本。采集标本的医务工作者必须做好个人防护，目前急诊以及发热门诊最常用的是鼻咽拭子，医护人员采用二级防护，也就是 N95 口罩加面屏或者眼罩加一次性隔离衣。标本采集后必须装入密封的离心管中，在运输到实验室前也要对容器外壁做好消毒工作，标本的运送要使用专门的密封箱。检测人员在负压实验室生物安全柜内打开样本提取核酸，从实验室收样到得出检测结果，因为各个地方的实验室条件以及标本量不同，需要 24~72 小时才能有结果。

一、新冠核酸检测流程介绍

（1）核酸检测人员提供个人保障卡及身份证信息。
（2）核对信息后，嘱被检查者用淡盐水漱口，将口腔中杂物清理掉。
（3）嘱被检查者张口，发"啊"的音，充分暴露咽喉部，用消毒长棉签以灵敏而轻柔的动作，擦拭两侧的颚弓和咽扁桃体上的分泌物。随后将棉签按要求插入试管，并扣紧试管盖子。
（4）把标本放在有冰袋的三层包装的恒温箱送往总院。
（5）到总院完成挂号、开化验单、打条码、贴条码、送检等工作。
（6）取核酸检测报告单并去医疗科盖章。
（7）通知相关人员取核酸检测报告单。
（8）整理核酸检测人员信息并存档。

二、新冠咽拭子采集

首先要将口腔和鼻腔清洗干净，再用专业器具进行咽喉和鼻腔部位采样，并送到化验室进行检查。如果结果为阳性，说明已经感染了新冠肺炎，结果为阴性，代表并没有感染新冠肺炎。新冠肺炎发病初期会出现一些临床症状，例如干咳、发热、浑身无力。如果本身有基础疾病，在患上新冠肺炎后，临床表现会比较严重，病情发展也比较快。

为预防新冠肺炎感染，在日常生活中，应加强卫生管理，勤通风，勤消毒。外出时要做好防护措施，同时应避免去疫情高发区，并且少去人流密集的场所。

采集咽拭子注意事项如下。
（1）避免在进食后 2 小时内采集咽拭子，以免引起呕吐。
（2）采样前 30 分钟请勿吸烟、勿喝酒、勿嚼口香糖等。
（3）尽量在单独的密闭空间采样，采样后开窗通风。
（4）采集咽部样本，不要采集口腔样本。

（5）任何时候都不要用手或其他物品触及拭子采样（棉签前端）。

（6）折断外露管时动作要轻柔。

（7）采集后要洗手，并用酒精擦拭桌面和物品表面。

（8）标本要放在有冰块的运输箱中，及时送检。

（9）新型冠状病毒检测咽拭子自采样标本应尽快送检，能在 24 小时内检测的标本可置于 4℃保存；24 小时内无法检测的标本应置于 -70℃或以下保存。

（10）植绒拭子有助于新冠病毒的收集以及释放，优于传统的纤维拭子，建议使用植绒拭子进行采集，以提高新冠病毒核酸检测的阳性率。

（刘　颖）

第二章

常用急救护理技术

第一节 气道通路的建立

一、概述

人工气道是指上呼吸道及气管受阻，其通畅受到威胁或者需要机械通气治疗时，在生理气道与大气或其他气源之间建立的有效连接。为了达到充分氧合的目的，保护和控制气道是急危重症患者急救处理中的关键。

二、人工气道建立的适应证

各种原因导致气道通气受阻或可能受阻，或呼吸衰竭需要机械通气。

（1）任何原因引起的呼吸停止。

（2）心搏骤停。

（3）上呼吸道梗阻。

（4）伴舌后坠或气道保护性反射减退的严重意识障碍。

（5）颅脑伤、颌面伤、颈部伤危害气道。

（6）凡疑有颈椎损伤者均应在颈椎保护下建立人工气道。

（7）喉损伤、气道灼伤。

（8）大咯血，口腔、鼻腔大出血。

（9）严重酒精中毒导致误吸或有误吸危险的。

（10）拟行有创机械通气者或需要镇静、麻醉镇痛者。

三、人工气道通路建立方式

（一）气管插管术

1. 物品准备

选择适合患者型号的气管插管、喉镜、牙垫、导管芯、插管钳、胶布、注射器、简易呼吸器、喷雾器、表面麻醉剂、吸引器、吸氧设备及其他必备药物。

2. 患者准备

对意识清醒者，给予必要的解释、安慰，取得患者的信任和合作。对患者家属说明插管的必要性，以取得理解和支持。

3. 术前准备

（1）检查气囊是否漏气。将气囊充气后放在盛有灭菌蒸馏水的治疗碗内，无气泡逸出证明气囊完好。

（2）用麻醉润滑油润滑气管插管前端至气囊上部 3 ~ 4 cm 处，插入金属导管芯，调好解剖弧度，备用。

（3）安装好喉镜，检查电池、灯泡及喉镜各部位，确保其性能良好。

（4）患者去枕平卧，头后仰，肩下垫一小枕，使口、咽、气管 3 条轴线重叠成一条直线。

（5）用吸引器吸净口鼻腔、咽部分泌物。意识清醒的患者，插管前用 1% 丁卡因（地卡因）或 2% 利多卡因作喉部局部喷雾麻醉，以减少呛咳反应。

（6）吸入 100% 氧数分钟，对无自主呼吸的患者则用简易呼吸器及纯氧进行人工呼吸数分钟，最大限度地提高患者的血氧饱和度。

4. 气管插管方法

（1）开放口腔：术者位于患者头侧，右手拇指推开患者的下唇和下颌，示指抵住上门齿，开放口腔。

（2）暴露会厌：左手拿喉镜，经患者右口角置入，同时将舌体推向左侧，缓缓向下推进，见到腭垂后，镜叶移向正中线，继续前进到会厌窝处，见会厌边缘，它是暴露声门的标志。

（3）暴露声门：看到会厌后，上提喉镜，显露声门。声门呈白色，透过声门可见呈黯黑色的气管。声门下方是食管，呈红色、关闭状。

（4）插入导管：暴露声门后，右手持已经润滑过的气管导管尾端，对准声门，紧贴镜片，在左声门开大时轻轻插入，当导管进入声门 1 cm 左右，拔出导管芯，将导管继续旋转深入气管，成年人 5 cm，小儿 2 ~ 3 cm。

（5）确认插管位置：导管插入气管后，从导管旁放入牙垫，退出镜片。检查导管在气管内，而非食管内的方法是听诊双肺。若双肺呼吸音对称，提示位置适当；若不对称，说明插管过深，应拔出导管少许；若未闻及呼吸音，提示误入食管，应退出重插。

（6）固定：妥善固定导管和牙垫，还原患者体位。

（7）气囊充气：使用气囊压力表向气管气囊内充气，充气至安全压力范围内，起到封闭气道的作用。

5. 护理要点

（1）气管插管要固定牢靠并保持清洁，随时观察固定情况和导管外露的长度。

（2）保持人工气道和呼吸道通畅，防止管道扭曲，及时根据患者的实际情况进行吸痰，注意口腔、鼻咽部的护理，气道保持适当的湿化，防止气管内分泌物稠厚结痂而影响通气。

（3）患者病情稳定时每 2 小时翻身、拍背 1 次，同时评估皮肤情况。

（4）注意观察气道压力，定时使用气囊压力表检查气管套管气囊压力是否在安全范围。

（5）做好患者的心理护理，以取得患者的理解和配合，双手适当给予约束，以提醒和防止患者意外拔管。

（6）重视患者主诉，选择适当的方式使患者与医务人员沟通良好。

6. 气管插管的气管内吸痰术流程和关键环节

（1）吸痰前向患者（意识清晰）及其家属做好解释工作，取得患者及其家属的配合。

（2）用物准备：吸痰管、无菌手套、无菌生理盐水2瓶、负压装置和集痰器、简易呼吸皮囊。

（3）吸痰前洗手、戴无菌手套：吸痰时严格按照无菌要求操作，保护患者和护士不被污染。

（4）检查负压吸引器的性能是否良好：吸痰时成年人负压为150~200 mmHg，小儿负压<100 mmHg。负压过大可损伤气道黏膜，引起气道出血；同时也可使远端肺泡闭合，严重者出现人为的肺不张。

（5）成年人吸痰<15秒，小儿吸痰<10秒。吸痰避免操之过急，以免吸痰过深刺激迷走神经而诱发心律失常、缺氧或心搏骤停，以及肺动脉高压危象。

（6）吸痰时观察患者的心律、心率、血压及口唇颜色、氧饱和度、痰液的色质量，如出现血压下降、氧饱和度<95%、心率增快、心律不齐，应立即停止吸痰。

（7）若呼吸道分泌物较黏稠，可向呼吸道内注入无菌生理盐水3~5 mL以稀释痰液。此时需要鼓肺吸痰，由2名护士共同完成，1名护士吸痰，1名护士使用氧气皮囊供氧，以免患者缺氧。

（8）吸痰后应清洁口腔、鼻咽腔的分泌物，并进行肺部听诊，评价吸痰效果。

（二）气管切开术

1. 物品准备

麻醉药物和用物、气管切开包、无菌手套、皮肤消毒用品、气管导管、气囊压力表、吸痰用物（如生理盐水、吸痰管、负压吸引器等）、纱布等。

2. 患者准备

需要气管切开的患者多为急危重症，气管切开术又是创伤性手术，患者心理负担很重，因此术前、术后要注意安慰和鼓励患者，给予足够的心理支持，以配合手术。向患者家属说明手术的必要性，取得家属的理解和支持。

3. 术前准备

检查气管导管气囊是否漏气，将气囊充气后放在盛有灭菌蒸馏水的治疗碗内，无气泡逸出证明气囊完好。患者取仰卧位，垫肩，头后仰，保持正中位，但不可过分后仰。

4. 气管切开方法

（1）麻醉：一般采用局部浸润性麻醉，患者躁动抽搐或不能配合以及儿童可用全身麻醉，昏迷者不必麻醉。

（2）消毒铺巾：颈部手术区常规消毒，铺无菌巾。

（3）切开气管：自环状软骨下缘至胸骨上凹一横指处做3~5 cm正中切口，逐层切开、分离，止血，暴露气管。切开第3~4或第4~5气管软骨环，吸出气管内分泌物和血液。

（4）插入气管导管：将口径恰当、带导芯的气管导管置入，迅速拔出导芯，插入内套管。

（5）固定：将套管的带子缚于颈后固定，用剪开的纱布夹于导管两侧，覆盖切口。

（6）气囊充气：使用气囊压力表向气管气囊内充气，充气至安全压力范围内，起到封闭气道的作用。

5. 护理要点

（1）体位：患者取半卧位，头颈不可过仰或过屈，以免套管角度变动太大压迫及损伤气管内壁，同时防止气管套管移位、贴壁、脱出，造成患者气道出血，引起窒息。

（2）保持呼吸道通畅：根据患者的实际情况按需吸痰，及时清理气道分泌物。

（3）气道湿化：呼吸道的充分湿化对气管、支气管黏膜具有保护作用，也能提高患者舒适度。

（4）每天检查气管切开套管固定带的松紧，以能容一根小指为宜。如果过松，套管易脱出；如果过紧，易压伤皮肤。

（5）气管切开处伤口的护理：定时更换伤口敷料垫，首先用无菌生理盐水清洁伤口，并用消毒液消毒切口周围的皮肤，如被分泌物污染时应及时更换。

（6）保持安全的气囊内压力：定期进行放气和充气，防止气管黏膜损伤，防止气管套管意外脱出。

（7）严密观察病情变化：如患者发生烦躁不安、大汗、憋气、气急，甚至发绀，首先检查气管套管的位置有无移位、脱出、痰痂堵塞、贴壁等情况，并立即报告医生。

（8）防止误吸：气管切开，意识清醒的患者可适当进食。进食时，注意防止误吸。

（9）护患沟通：气管切开患者交流困难，给予患者手写板、呼叫拍，方便护患沟通。

6. 气管切开常见并发症及护理

（1）皮下、纵隔气肿：常因气管与所选择的气管套管不匹配、切口缝合太紧引起。一般不需特殊治疗，可在1周左右自行吸收。气肿严重者有纵隔压迫症状并影响呼吸循环时应实施减压术，将气体放出。

（2）气胸：若手术分离偏向右侧，位置较低，易伤及胸膜顶引起气胸。若双侧胸膜顶均受损伤形成双侧气胸，患者可立即死亡。轻度气胸可密切观察；张力性气胸立即用较粗的针头行胸腔穿刺，抽出空气或行胸腔闭式引流。

（3）支气管、肺部感染：肺部感染是最常见的并发症。严格执行无菌操作，预防吸入性肺炎和胃内容物反流，及时吸净气囊以上的滞留物，避免口咽部分泌物进入下呼吸道，防止冷凝水倒流，加强口腔护理。

（4）气管狭窄：气囊压力过高压迫气管黏膜上的毛细血管，致使此位置的循环中断，由此产生局部缺血、结痂和狭窄；不适当的导管移位、导管每次细微的移动都会给气管造成微小的创伤，最终致气管狭窄，形成瘢痕。护理时掌握正确的气囊充气方法，告知患者正确的体位，当连接、脱离呼吸机时，必须固定好导管，导管与皮肤应该保持90°角。

（5）气囊疝：气囊压力过高，可以在它所置处引起疝。护理中注意正确的气囊充气方法。

（6）气管食管瘘：这是较少见但很严重的并发症。对疑有气管食管瘘患者可行食管吞碘造影，明确后禁食。轻者可更换短的气管套管，留置鼻饲管，使糜烂处的刺激减少得以休息，加强营养，待其自愈。

（三）经皮穿刺气管套管置管术

1. 物品准备

经皮穿刺气管套管置换术器械包1套，包括手术刀、套管针、10 mL注射器、导引钢丝、皮下软组织扩张器、扩张钳、气管套管、消毒用品、无菌手套、无菌手术巾、麻醉药品和用品、生理盐水等。

2. 患者准备

需要经皮穿刺气管套管置管术的患者多为急危重症，心理负担很重。经皮穿刺气管套管置管术又是创伤性手术，因此，术前术后要注意安慰和鼓励患者，给予足够的心理支持，使其配合手术。向患者家属说明手术的必要性，取得家属的理解和支持。

3. 术前准备

检查气管套管气囊是否漏气，将气囊充气后放在盛有灭菌蒸馏水的治疗碗内，无气泡逸出证明气囊完好。患者取仰卧位，肩背部垫一小枕，头颈后仰，下颌、喉结、胸骨切迹呈一直线。

4. 操作步骤

（1）穿刺点：颈部正中第1、第2或第2、第3气管软骨环。

（2）常规皮肤消毒，局部麻醉。手术刀横行或纵行切开穿刺点皮肤1.5～2.0 cm，并作钝性分离。

（3）套管针接有生理盐水的注射器，在正中穿刺，针头向尾侧略倾斜。

（4）有突破感、回抽有气体入注射器，证实套管针已进入气管。

（5）固定外套管，退出注射器及穿刺针。

（6）插入导引钢丝10 cm左右并固定。

（7）用扩张器穿过导引钢丝尾端，扩张软组织及气管壁。

（8）退出扩张器，进一步用扩张钳扩张。

（9）气管套管穿过导引钢丝，放置气管套管并退出导引钢丝及内套管。及时清除气道内分泌物，保证气道通畅。

（10）气管套管气囊注气：使用气囊压力表向气管气囊内充气至安全压力范围内，起到封闭气道的作用。

5. 护理要点

同气管切开的护理要点。

（黄小燕）

第二节 静脉输液通路的建立

一、概述

静脉输液通路的建立，在临床实际工作中应用广泛，是抢救急诊患者，尤其是危重症患者的一条重要生命线。常用的经皮静脉通道建立有以下几种途径：周围静脉置管，中心静脉置管，经外周静脉中心静脉置管（PICC），植入式静脉输液港（IVPA）等。

二、周围静脉通路建立

周围静脉输液法主要是指采用手背静脉网、尺静脉、桡静脉、贵要静脉、正中静脉以及足背静脉网、大隐静脉、小隐静脉等作为穿刺部位进行输液的方法。

周围静脉输液法又可分为密闭式输液法和开放式输液法，前者是指利用原装密封瓶或塑料袋（瓶）插管输液的方法，其操作简单、污染机会少，目前临床应用广泛。

选择血管和静脉穿刺的技巧如下。

1. 选择血管的技巧

（1）尽量避免一个穿刺点多次重复穿刺，选择血管时应避开关节处及肢体内侧血管。

（2）由于长期输液，血管破坏较多，常规选择部位难以穿刺成功者，可选择手足背下1/2至指趾处的静脉血管进行逆行穿刺。

2. 静脉穿刺的技巧

对血管粗而明显、易固定者，应以20°角正面或旁侧进针；对皮下脂肪少、静脉易滑动者，要左手拉紧皮肤以固定血管，以30°角从血管右侧快速进皮刺入血管；糖尿病患者因血流处于高凝状态，如血管过细，可使针头阻塞，造成穿刺失败，应选粗直的血管；血管情况较差者，可采用局部湿热敷，局部涂擦阿托品或1%硝酸甘油，待血管扩张充盈时再行穿刺。

3. 穿刺方法

穿刺时针头斜面可略偏向左，这样可以减少针尖对组织的切割和撕拉，达到减轻疼痛、减少组织损伤的目的。

三、中心静脉置管

急重症患者的长期液体治疗、血流动力学监测或肠外营养支持中，以及在需要外科手术的患者治疗中，中心静脉（图2-1）穿刺置管的应用最为普遍，一般可通过锁骨下静脉、颈内静脉、股静脉置管等途径进行。

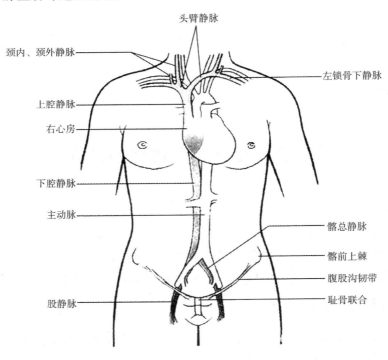

图 2-1　中心静脉解剖学示意图

（一）颈内静脉置管

1. 穿刺路径

（1）前路，常于胸锁乳突肌的中点前缘入颈内静脉。

（2）中路，胸锁乳突肌的胸骨头、锁骨头与锁骨上缘构成颈动脉三角，在此三角形顶点穿刺。

（3）后路，在胸锁乳突肌的外侧缘中下 1/3 交点，约锁骨上 5 cm 处进针。

2. 操作步骤

患者取仰卧头低位，头后仰并转向对侧，必要时将肩部垫高；常规消毒皮肤，铺巾，局部麻醉；常取中路进针，边进针边回抽，并保持一定的负压，抽到静脉血时，固定穿刺针的位置；经穿刺针插入导引钢丝，插入至 30 cm 刻度，退出穿刺针；从导引钢丝尾端插入扩张管，按一个方向旋转，将扩张管旋入血管后，左手用无菌纱布按压穿刺点并拔出扩张管；将导管顺导引钢丝置入血管中，同时将导引钢丝自导管的尾端拉出，边插导管边退出导引钢丝；将装有生理盐水的注射器连接导管尾端，在抽吸回血后，向管内注入 2 ~ 3 mL 生理盐水，锁定卡板，换上肝素帽；将导管固定片缝针固定在接穿刺点处，用棉球擦干穿刺处及缝合处，透明胶膜固定；连接输液器。

（二）锁骨下静脉置管

1. 穿刺路径

（1）锁骨下，锁骨中、内 1/3 交界处的锁骨下 1 cm 处为穿刺点。

（2）锁骨上，胸锁乳突肌锁骨头外侧缘的锁骨上约 1 cm 处为穿刺点。

2. 操作步骤

患者肩部垫高，头转向对侧，取头低位；消毒皮肤，铺巾，穿刺点局部麻醉，穿刺工具同"颈内静脉穿刺"；按锁骨下或锁骨上径路穿刺；其余同"颈内静脉插管术"。

（三）股静脉置管

1. 穿刺路径

于腹股沟韧带中点的内下方 1.5 ~ 3.0 cm（即股动脉搏动之内侧约 0.5 cm）处定为穿刺点，顺血流方向进针。

2. 操作步骤

消毒，铺巾，戴无菌手套。患者取平卧位，穿刺侧下肢轻度外展、外旋，膝关节略屈曲，充分暴露腹股沟；使用淡肝素预冲穿刺针筒和套管针；右手持穿刺针管，向左手中、示指两指间股静脉穿刺点处刺入，进针方向为穿刺针与皮肤成 30° ~ 40° 角，针尖指向患者脐部，边进针边抽吸，缓慢刺入；当穿刺针进入股静脉时，即有静脉血回流入注射针管内，从穿刺针中插入导丝，退出穿刺针，顺导丝用扩张器扩张皮肤和皮下组织，撤出扩张器，顺导丝置入深静脉套管针，插入股静脉 15 ~ 18 cm，拔出导丝，用淡肝素封管，上肝素锁，缝皮；消毒，即穿刺点覆盖小方纱，贴 3M 透明敷贴。

（四）中心静脉置管的护理

（1）固定好静脉导管，各接头衔接牢固，防止移位或脱出引起出血。

（2）保证静脉导管通畅，若发生输液管道不通畅时应查看导管有无堵塞、扭曲，各开关是否打开。

（3）使用各类药物应标明药物名称、配置的方法、剂量及浓度。

（4）保持穿刺部位干燥、清洁，每天用消毒液消毒局部，并用无菌敷料覆盖，如遇污染应及时更换。

（5）管道脱出，试行回抽无血或穿刺部位出现红、肿、疼痛等炎症反应时，应及时拔掉导管。

（6）每天补液结束使用淡肝素或生理盐水正压封管。

（7）拔管前应消毒局部皮肤，拔管后局部压迫 3~5 分钟，用无菌敷料覆盖 24~48 小时。

四、经外周静脉中心静脉置管

经外周静脉中心静脉置管（PICC）是一种由肘正中静脉、贵要静脉、头静脉置管插入导管，尖端定位在中心静脉的静脉置管技术。PICC 留置时间 >3 个月，甚至有报道最长达 1.5 年。PICC 专门用于长期补液、静脉营养、抗生素治疗、化疗、疼痛治疗等。操作步骤如下。

1. 静脉选择

选择合适的静脉，一般选择贵要静脉为最佳穿刺血管。

2. 穿刺点定位

定位测量置入长度，测量时手臂外展成 90°角，应当注意外部测量不能精确地显示体内静脉的解剖。

（1）上腔静脉测量法：从预穿刺点，沿静脉走向到右胸锁关节，再向下至第 3 肋间隙。

（2）锁骨下静脉测量法：从预穿刺点，沿静脉走向到胸骨切迹，再减去 2 cm。

3. 穿刺置入导管

建立无菌区→穿刺点的消毒→预冲导管，按预计导管长度修剪导管→缚上止血带→去掉保护套→施行静脉穿刺→从导引套管内取出穿刺针→置入 PICC→退出导引套管→劈开并移去导引套管→置入导管→移去导引钢丝→抽吸与封管→清理穿刺点→固定导管，覆盖无菌敷料→X 线检查和记录。

4. 常见并发症的预防和护理

（1）穿刺部位出血及血肿：穿刺完毕嘱患者避免肢体过度外展及剧烈活动，局部加压包扎，注意观察有无渗血及血肿，置管术后 24 小时可适当握拳，做肢体屈伸活动。

（2）机械性静脉炎：与操作中损伤血管内膜、手套上滑石粉未冲洗干净、患者血管条件差、PICC 置管后血流缓慢、导管在血管内异物刺激有关。已发生静脉炎者，抬高患肢，局部用 50% 硫酸镁湿热敷，每天 3 次，每次 30 分钟，经上述处理 3~5 天后症状会改善。

（3）导管堵塞：与导管的维护欠妥、输入药物种类及输注血制品有关。输液前后，必须用淡肝素液脉冲式冲管并正压封管，使用正压接头。注意药物之间的不相容性，合理安排输液顺序，注意药物间配伍禁忌，输血制品、高浓度药物尤其是脂肪乳、完全胃肠外营养液后应及时冲管。

（4）导管移位或脱出：PICC 置管后应妥善固定，外露导管部分用绷带包裹，发现敷贴松动时应及时更换，换药时敷贴应朝向心方向撕开。当导管外移导致抽回血不利及输液不畅时，必须拔除导管，必要时重新置管。

（5）导管相关的感染：外在因素包括护士操作不规范、消毒不严格、日常护理不到位等。护士在置管和日常维护中，应严格遵守操作要求，选择合适、有效的消毒剂和正确的皮肤消毒方法。内在因素包括患者年龄过大、体质差、凝血功能障碍、免疫力低下等。怀疑导管相关性败血症时，应对静脉血进行细菌培养，确认后应拔除导管，对导管进行细菌培养，全身应用抗生素。

五、植入式静脉输液港

植入式静脉输液港（IVPA）又称植入式中央静脉导管系统（CVPAS），是一种可以完全植入体内的闭合静脉输液系统，可为患者提供长期的静脉血管通道。

植入式静脉输液港是指利用小手术方法将导管经皮下穿刺置于人体大静脉中，如锁骨下静脉、上腔静脉，部分导管埋藏在皮下组织，将另一端的穿刺座留置在胸壁皮下组织中并缝合固定。手术后皮肤外观只看到一个小的缝合伤口，愈合拆线后患者体表可触摸到一突出圆球。治疗时从此定位下针，将针经皮穿刺垂直进入穿刺座的储液槽，既可以方便地进行注射，又可以长时间连续输液和采血。IVPA 适用于输注高浓度的化疗药物、完全胃肠外营养、输入血液制品。因为导管末端在大静脉中，能够迅速稀释药物浓度，避免对血管壁的刺激和损伤，IVPA 血管硬化的机会比一般静脉输液减少。使用 IVPA，患者的日常生活不受限制，接受药物治疗方便又轻松，大大提高生活质量，而且该导管可在人体内存留使用 5 年甚至更长时间。该技术在国外已有 20 多年的应用经验，在国内则刚开始应用于临床治疗和护理。

（黄小燕）

第三节　止血、固定、搬运技术

一、止血技术

急性大量出血可以导致患者发生失血性休克，不进行及时抢救，短时间可危及患者的生命或发生严重的并发症。因此，在保证呼吸道通畅的同时，及时准确地实施止血，可以有效地减轻继续出血和减少并发症的发生。止血技术也是救护的基本技术之一。

（一）常用止血方法

1. 指压止血法

是指用手指、手掌或拳头压迫伤口近心端动脉经过骨骼表面的部位，阻断血液流通，达到临时止血的目的。适用于中等或较大动脉的出血，以及较大范围的静脉和毛细血管出血。指压法止血属于应急止血措施，不宜持久采用。

2. 加压包扎止血法

适用于四肢、头颈、躯干等体表血管受伤时出血，可以通过加压包扎和抬高肢体的方法达到暂时止血的目的。将无菌敷料或衬垫覆盖在伤口上，用手或其他物体在包扎伤口的敷料上施以压力，一般持续 5~15 分钟才可奏效。对于较深的出血伤口，宜用敷料填塞，再用绷带加压包扎。

3. 止血带止血法

适用于四肢较大动脉的出血，能有效地控制肢体出血。包括特制式止血带，如橡皮止血带、卡式止血带、充气止血带等，其中以充气止血带效果较好。在紧急情况下也可用绷带、三角巾、布条等代替止血带。使用止血带前，应先在止血带下放好衬垫物。常用止血方法如下。

（1）橡皮止血带止血法：在肢体伤口的近心端用棉垫、纱布、毛巾或衣物等作为衬垫缠绕肢体，以左手的拇指、示指和中指持止血带的头端，将长的尾端绕肢体一圈后压住头端，再绕肢体一圈，然后用左手示指和中指夹住尾端后，将尾端从两圈止血带下拉出，形成一个活结。如需放松止血带，只需将尾端拉出即可。

（2）卡式止血带止血法：将松紧带绕肢体一周，然后把插入式自动锁卡插进活动锁紧开关内，一手按住活动锁紧开关，另一手紧拉松紧带，直到止血为止。放松时用手向后扳放松板，解开时按压开关即可。

（3）充气止血带止血法：此法根据血压计原理设计，有压力表指示压力的大小。压力均匀，止血效果较好。将袖带绑在伤口的近心端，充气后起到止血的作用。

（二）止血技术注意事项

止血带止血法使用不当可造成神经或软组织损伤、肌肉坏死，甚至危及生命。使用止血带的注意事项如下。

1. 部位准确

止血带应扎在伤口的近心端，并尽量靠近伤口。不强调"标准位置"的限制（以往认为上肢出血应扎在上臂的 1/3 处，下肢应扎在大腿根部），也不受前臂和小腿的"成对骨骼"的限制。

2. 压力适当

止血带的标准压力上肢为 250～300 mmHg，下肢为 300～500 mmHg。无压力表时以刚达到远端动脉搏动消失、出血停止、止血带最松状态为宜。

3. 下加衬垫

止血带不能直接扎在皮肤上，应先用衬垫垫好再扎止血带，以免勒伤皮肤。切忌用绳索或铁丝直接扎在皮肤上。

4. 控制时间

上止血带不应超过 5 小时（冬天可适当延长）。因止血带远端组织缺血、缺氧，产生大量组胺类毒素，在突然松解止血带时，毒素吸收可引起"止血带休克"，甚至发生急性肾衰竭。

5. 定时放松

应每隔 0.5～1 小时放松一次，放松时可用指压法临时止血，每次松开 2～3 分钟，再在稍高的平面上扎止血带，不可在同一平面上反复缚扎。

6. 标记明显

上止血带的患者要在手腕或胸前衣服上做明显标记，注明上止血带时间，以便后续救护人员继续处理。

7. 做好松解准备

松解前先补充血容量，做好纠正休克和止血用器材的准备。

二、固定技术

固定技术在创伤急救中与止血、包扎同样重要。及时、正确的固定，有助于减少伤部活动，减轻疼痛，预防休克，避免神经、血管、骨骼及软组织的再损伤以及便于患者的运送。

（一）固定材料的选择

固定材料最理想的是夹板，类型有木质、金属、充气性夹板或用树脂做的可塑性夹板。紧急情况下应注意因地制宜，就地取材，选用竹板、树枝、木棒等替代。还可直接用患者的健侧肢体或躯干进行临时固定，固定时还需另备纱布垫、绷带、三角巾或毛巾、衣物等。

（二）常用固定方法

1. 上臂骨折固定

仅一块夹板可置于上臂外侧，两块夹板可分别置于上臂的后外侧和前内侧，然后用绷带或三角巾做成的带子在骨折的上、下端固定。使肘关节屈曲90°角功能位，用上肢悬吊包扎法将上肢悬吊于胸前。若无夹板，可用两块三角巾，一条将上臂成90°角悬吊于胸前，另一条将伤肢上臂与胸部固定在一起。

2. 前臂骨折固定

协助患者将伤肢屈肘成90°角功能位。取两块夹板，分别置于前臂内、外侧，用3条绷带固定骨折的上、下端和手掌部，再用绷带或三角巾将上肢悬吊于胸前。

3. 大腿骨折固定

用长、短两块夹板分别置于大腿的外侧和内侧，长夹板的长度自腋下至足跟，短夹板的长度自大腿根部至足跟。在骨隆突处、关节处和空隙处加衬垫，然后用带子分别在骨折上下端、腋下、腰部和关节上下打结固定，足部用"8"字形固定，使脚与小腿成直角功能位（图2-2）。若无夹板，也可将患者两下肢并紧，中间加衬垫，将健侧肢体与伤肢分段固定在一起（图2-3）。

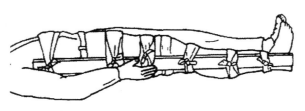

图2-2 大腿骨折夹板固定

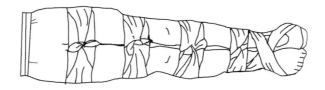

图2-3 大腿骨折健肢固定

4. 小腿骨折固定

将骨折小腿伸直，夹板长度上过膝关节，下过足跟，两块夹板分别挡在小腿骨折处内、外侧，再用绷带或三角巾固定。

5. 脊椎骨折固定

脊椎受伤后，可用颈托固定脊椎，或用硬纸板、衣物等做成颈托起固定作用。

（三）注意事项

（1）如有开放性伤口，应先止血、包扎，再行骨折固定。有危及生命的危重情况，如休克，应先行抗休克处理。

（2）在处理开放性骨折时，刺出的骨折断端在未经清创时不可还纳伤口内，以防感染。

（3）夹板固定时，其长度与宽度要与骨折的肢体相适应。

（4）夹板不可直接与皮肤接触，其间要加衬垫，以防局部组织受压或固定不稳。

（5）固定应松紧适宜、牢固可靠，但不影响血液循环。肢体骨折固定时，一定要将指（趾）端露出，以便随时观察末梢血液循环情况。

（6）固定后避免不必要的搬动，不可强迫患者进行各种活动。

三、搬运技术

搬运患者的方法是创伤急救医疗中重要的组成内容之一，可以使患者迅速脱离危险地带，防止再次损伤。

（一）常用搬运方法

1. 担架搬运法

这是最常用的搬运方法。适用于病情较重、转移路途较长的伤病员。担架搬运时由 3 ~ 4 人组成一组，将患者移上担架；患者头部向后，足部向前，担架员脚步行动要一致，平稳前进；向高处抬时，前面的担架员要放低，后面的担架员要抬高，使患者保持水平状态。

2. 徒手搬运法

适用于现场无担架、转运路途较近、患者病情较轻的情况，但需要注意人力和技巧的合理使用。

（1）单人搬运法。

1）扶行法：用于扶助伤情轻微、能自行行走的清醒患者，可以提供必要的心理支持和关心。

2）背负法：搬运者站在患者一侧，一手抓紧患者双臂，另一手抱起腿，用力翻身，使其负于搬运者背上，然后慢慢站起。

（2）双人搬运法。

1）椅托式搬运法：一人以左膝，另一人以右膝跪地，各用一手伸入患者的大腿下，另一手彼此交叉支持患者的背部，慢慢地将患者抬起。

2）拉车式搬运法：一人站在患者的头侧，用手插到患者的腋下，将患者抱在怀里；另一人跨在患者两腿之间，抬起患者的双腿，两人同方向、同步调抬着患者前行。

（3）多人搬运法：3 人可并排将患者抱起，齐步一致向前。第 4 人可负责固定头部。多于 4 人时，可面对面将患者平抱进行搬运。

3. 特殊患者搬运法

（1）昏迷患者：使患者侧卧或俯卧于担架上，头偏向一侧，以利于呼吸道分泌物的引流。

（2）骨盆损伤患者：先将骨盆用三角巾或大块包扎材料环形包扎后，让患者仰卧于硬质担架或门板上，膝微屈，膝下加垫。

（3）脊柱、脊髓损伤患者：搬运此类患者时，应使其脊柱保持伸直，严禁颈部与躯干前屈或扭转。对于颈椎伤的患者，一般应由 4 人一起搬运，1 人专管头部的牵引固定，保持头部与躯干成一直线，其余 3 人蹲于患者的同一侧，2 人托躯干，1 人托下肢。4 人一起将患者抬起放在硬质担架上，患者头部两侧须用沙袋固定，并用带子分别将患者胸部、腰部、下肢与担架固定在一起（图 2-4）。对于胸椎、腰椎伤的患者，可由 3 人于患者身体一侧搬运，搬运法与颈椎伤患者相同。

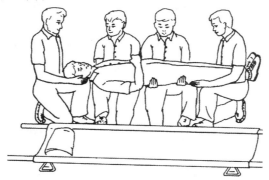

图 2-4　颈椎伤患者的搬运法

（4）身体带有刺入物的患者：应先包扎伤口，妥善固定好刺入物后，方可搬运。搬运途中避免震动、挤压、碰撞，防止刺入物脱出或继续深入。刺入物外露部分较长时，应由专人负责保护。

（5）腹部损伤患者：患者取仰卧位，下肢弯曲，脱出的内脏应用无菌敷料保护好，不可回纳。此类患者可用担架搬运。

（二）注意事项

（1）搬运动作应轻巧、敏捷，搬运员步调一致，避免震动，避免增加伤病员的痛苦。

（2）根据不同的伤情和环境采取不同的搬运方法，避免一次损伤或因搬运不当造成意外伤害。

（3）搬运途中应注意观察患者的伤势与病情变化。

（闫俊萍）

第四节　监测技术

一、心电图监测技术

心电图监测是危重患者抢救过程中常规的监测项目，持续的心电图监测可以监测心率和心律，及时发现和治疗心律失常以及评估药物治疗的效果。

（一）目的

（1）及时发现心律失常。

（2）监测药物对心脏的影响。

（3）监测电解质紊乱情况。

（4）术中监护。

（5）观察起搏器的功能。

（二）物品准备

1. 心电监测系统

该系统是由一台中央监测仪通过导线连接床旁 4~6 台监测仪。

2. 动态心电图监测仪

包括记录仪和分析仪两部分。随身携带的记录仪，通过皮肤电极记录 24 小时休息或劳动时的心电波形。分析仪，可用微处理机进行识别，也可人工观察。主要用于冠心病和心律失常诊断。

3. 遥控心电监测仪

该仪器不需用导线与心电图监测仪相连接，遥控半径一般为 30 m，中心台可同时监测多位患者。

（三）心电图监测仪的基本功能

显示、记录心电图波形、心率数值；心律失常报警功能；24 小时的趋向显示和记录；图像冻结，以供观察和分析。

（四）电极安放的位置

RA（右上）：胸骨右缘锁骨中线第 1 肋间。

RL（右下）：右锁骨中线剑突水平处。

C（中间）：胸骨左缘第 4 肋间。

LA（左上）：胸骨左缘锁骨中线第 1 肋间。

LL（左下）：左锁骨中线剑突水平处。

也可只放 3 个电极，即 LL、LA、RA。

（五）操作方法

选好电极安放位置，用酒精棉球清洁，保持皮肤清洁、干燥。连接电源，打开监护仪电源开关。将电极贴在合适的位置，并与导联线相连接。选择"成人"或"小儿"模式。选择清楚的导联为监护导联。调整心电波幅。设置心率、心律失常报警值，并将报警开关置于"on"。将患者置于舒适体位，衣扣扣好。整理床单位，清理用物。

（六）注意事项

（1）安放电极时，必须避开除颤电极板放置的位置，以备紧急时可进行胸外电除颤。

（2）导联线应从颈前引出连接显示器，不要从腋下或剑突下引出，以免患者翻身时拉脱电极，折断导线，影响监测。

（3）心电监测仅仅是为了监测心率、心律的变化。当发现 ST 段上抬、降低，T 波高耸或低平时，应及时做 12 导联心电图检查以助分析诊断。

（4）注意观察安放电极的局部皮肤。超过 72 小时应更换位置，以防刺激过久致皮肤损伤。

二、呼吸功能监测技术

呼吸功能监测是抢救危重患者的重要监测内容之一，对危重患者进行动态的呼吸监测，可以及时发现病情变化和调整治疗方案，从而使患者得到最佳、最有效的治疗。

（一）一般监测

1. 呼吸频率

指每分钟呼吸的次数。呼吸频率可通过目测获得，或由呼吸机直接监测，也可通过监护仪以肺阻抗法测得。呼吸频率反映患者通气功能及呼吸中枢的兴奋性，其随着年龄的变化而有所变化。正常成人在安静状态下为每分钟 14 ~ 20 次，8 岁为每分钟 18 次，1 岁为每分钟 25 次，新生儿每分钟 40 次。

意义：呼吸频率明显增快或减慢，即 RR 每分钟 >35 次，或 RR 每分钟 <6 次，则提示有呼吸功能障碍的可能。呼吸频率加快，见于缺氧、发热、酸中毒、中枢神经系统受损等；呼吸频率减慢见于碱中毒、高碳酸血症、脑干病变等。

2. 呼吸节律

指呼吸的节律性。正常平静时的呼吸节律是均匀的。呼吸节律的变化常常反映神经调节机制的异常。

意义：潮式呼吸见于颅内高压、糖尿病昏迷；呼吸深、大，见于酸中毒；呼吸浅、促，见于限制性呼吸困难。

另外，观察呼吸频率、节律的同时，还应注意观察呼吸幅度的大小，胸廓运动是否对称等。胸廓运动不对称提示一侧气胸、血胸，肺不张等。

（二）通气功能监测

1. 潮气量

潮气量是指静息状态下每次吸入或呼出的气量，可分为吸入潮气量和呼出潮气量。可由呼吸机直接监测，也可通过肺功能监测仪或肺量计直接测定，潮气量正常值为 8 ~ 12 mL/kg，潮气量增加，见于中枢神经系统病变及酸中毒等；潮气量减少，见于血气胸、肺水肿、肺梗死等。另外，机械通气时，吸入潮气量与呼出潮气量的差值，可反映呼吸机管道及气管导管的漏气情况。

2. 分钟通气量

分钟通气量是指在静息状态下每分钟吸入或呼出的气量，是潮气量与呼吸频率的积，正常值为 6 ~ 8 L/min，分钟通气量大于 10 L/min，提示通气过度，小于 3 L/min 则提示通气不足。

3. 肺活量

肺活量指最大吸气之后缓慢呼出的最大气量，或最大缓慢呼气后用力吸入的最大气量。正常成年男性 3 500 mL，女性 2 500 mL。肺活量增大见于肺巨大症，减少则见于肺组织损害、膈肌活动受限等。

4. 残气量

残气量也称余气量，指最大呼气后，肺内残留的全部气量，是肺内气体交换的重要指标，正常为 1.5 ~ 2 L。残气量增大见于胸廓畸形、支气管狭窄等；减少则见于肺水肿、间质性肺炎、胸腔积液等。

（三）呼吸力学监测

1. 气道阻力

是气体在呼吸道内流动时气体分子间及气体与气道内壁间发生摩擦而形成，反映了压力与通气流速的关系，可由床边呼吸监测仪直接测定，也可根据气道峰值压力、吸气平台压力和吸气流速计算出。公式：吸气阻力 =（气道峰值压力 – 吸气平台压）/吸气流速。正常值为 5 ~ 15 $cmH_2O/(L \cdot S)$。气道阻力增加见于支气管痉挛、气道分泌物增多等。

2. 气道压力

在机械通气过程中监测，主要有峰值压力、平台压力、呼气末压力。峰值压力指呼吸机送气过程中的最高压力，与潮气量大小有关，一般不超过 40 cmH_2O，过高会导致气压伤。平台压力即呼气末屏气时的气道压力，与肺泡峰值压力接近，呼气末压力表示呼气末肺泡内压，是呼气即将结束时的压力，正常值为 0。

3. 肺顺应性

指单位压力改变所引起的肺容积的改变，反映潮气量与吸气压力的关系，可由床边呼吸监护仪直接测定，正常值为 50 ~ 100 mL/cmH_2O。肺顺应性的监测主要用于评价患者肺组织的弹性，检测小气道的疾患及指导通气模式的调整、呼气末正压的应用。

（四）血气监测

见动脉血气分析与酸碱平衡监测。

三、体温监测技术

体温，也称体核温度，是指身体内部胸腔、腹腔和中枢神经的温度，体温是重要的生命体征之一，是临床常规的监测项目。影响体温的因素有很多，除疾病外还有麻醉药物对体温中枢的影响，大量输血、输液等均可使体温发生变化。通过对患者，尤其是危重患者进行动态的体温监测，可及时地对病情作出判断，采取相应的治疗措施，使患者得到及时有效的治疗。

（一）体温计的种类

1. 水银体温计

又称玻璃体温计。是最常用的温度计，使用简便，但易碎、精确度差。分为口表、肛表、腋下表 3 种。

2. 电子体温计

根据测量原理的不同，分为热敏电阻温度计和温差电偶温度计。采用电子感温探头测量体温，有测量准确、灵敏度高、测温时间短及远距离测温等优点。

3. 深部温度计

采用零点热流法测中心体温。将传感器直接固定于皮肤表面，可测得皮下深部组织的温度。

（二）测温的部位

测温的部位分为中心和体表两部分，机体内部的温度称为中心温度，比较稳定，以肝、脑温度最高，接近 38℃；体表温度从皮肤表面测得，各部位温差较大。

1. 口腔温度

将温度计置于患者舌下即可测得口腔温度，仅作为一般患者测量体温用，昏迷、不合作者不适用。

2. 腋窝温度

是常用的测温部位，腋窝温度一般比口腔温度低 0.3 ~ 0.5℃。

3. 直肠温度

测量中心温度的常用部位。适用于小儿，但新生儿不宜采用此法，以免直肠穿孔。测温时温度计置入的深度一般为小儿 2 ~ 3 cm，成人 6 ~ 10 cm。

4. 鼻咽温度和深部鼻腔温度

是监测中心温度常用的部位，有明显出血倾向者不宜采用。鼻咽温度是将测温探头置入鼻咽部，而深部鼻腔温度则是将测温探头置入鼻腔顶部，此两处测温部位接近颅底，可反映脑的温度。

5. 食管温度

与探头位置的深浅有较大的关系。测温时，将探头置于食管的下端 1/3 处，邻近心房，能迅速、可靠地反映中心温度和主动脉血的温度。是体外循环期间监测中心温度较好的方法。小儿食管测温时，探头放置深度为 10 + （2 × 年龄 ÷ 3）cm。

6. 鼓膜温度

是目前测量中心温度最准确的部位。测温时，将特制、适宜的电极轻轻送入外耳道，当电极触及鼓膜时，温度即上升。

7. 皮肤温度

皮肤各部位温差很大，受皮下血运、出汗等因素的影响，皮肤温度可间接反映外周灌注状态。测温时，应测 10 个点以上取其平均值，也可采用 4 点法，平均皮肤温度 = 0.3 × （胸壁温度 + 上臂温度）+ 0.2 × （大腿温度 + 小腿温度）。

（三）正常体温

由于体核温度不易测试，临床上常以口腔、直肠、腋窝等处的温度来代替体温。

口温：37℃（36.3 ~ 37.2℃）。

肛温：37.5℃（36.5 ~ 37.7℃）。

腋温：36.5℃（36.0 ~ 37.0℃）。

（四）异常体温

人体体温调节包括自主性（生理性）体温调节和行为性体温调节两种方式。自主性体温调节是在下丘脑体温调节中枢控制下，通过神经、体液因素调节产热和散热，维持体温相对恒定。行为性体温调节是以自主性体温调节为基础，是对自主性体温调节的补充。危重患者因体温调节功能失常，内环境的改变导致体温过高或过低。

1. 体温过高

体温过高又称发热。当腋下温度超过 37℃或口腔温度超过 37.5℃，昼夜体温波动在 1℃以上可称为发热。体温过高时，患者可出现谵妄、烦躁不安甚至惊厥，机体耗氧量增加，对机体产生不利影响。

（1）体温过高的分级：以口腔温度为例，体温过高可分为以下几种。

1）低热：37.4 ~ 38.0℃，持续1个月以上，称长期低热。

2）中度热：38.1 ~ 39.0℃。

3）高热：39.1 ~ 41.0℃，持续2周以上，称长期高热。

4）超高热：41℃以上。

（2）体温过高的热型：临床上将发热分为稽留热、弛张热、间歇热、不规则热、波状热、双相热、回归热、双峰热8种热型。

1）稽留热：体温持续在39 ~ 40℃及40℃以上，达数天或数周，24小时体温波动在1℃以内。见于伤寒、大叶性肺炎、恙虫病等。

2）弛张热：体温在39℃以上，24小时内波动达1℃以上，体温最低时仍高于正常水平。见于败血症、脓毒血症、风湿热等。

3）间歇热：发热期与无热期交替出现，体温突然上升至39℃以上，常伴有寒战，数小时后恢复正常。间歇数小时或一至数天，又再次复发，见于疟疾等。

4）不规则热：发热无一定规律，持续时间不定，见于流感、支气管肺炎等。

5）波状热：体温在数天内升至高峰，然后逐渐降至正常，不久再发，呈波浪式起伏。见于布鲁杆菌病等。

6）双相热：体温突然上升持续数天，经一至数天解热期，又发生第二次热程，持续数天而完全缓解。见于麻疹、天花、脊髓灰质炎等。

7）回归热：高热期与无热期各持续数日，周期性交替。见于回归热、鼠咬热等。

8）双峰热：体温在24小时内有2次升降者，称为双峰热。见于黑热病、疟疾等。

（3）体温过高护理措施。

1）降低体温：体温过高的患者必须及时予以降温处理，以减少患者的耗氧量和能量代谢。可选用物理降温或药物降温法。物理降温有冰袋置于额、枕后及大动脉搏动处，乙醇擦浴、温水擦浴等。对顽固性高热可采用降温毯、冰帽等。药物降温可选用安乃近、复方氨林巴比妥等，对于高热伴惊厥者可遵医嘱应用人工冬眠疗法。

2）定时监测体温：每4小时监测1次，行降温措施后30分钟应测量体温，以观察降温效果。

3）注意观察患者的饮水量、饮食摄取量、尿量变化。

4）代谢产物的排出。

5）做好生活护理，如口腔护理、皮肤护理等。大量出汗后应及时更换衣服，保持皮肤的清洁、干燥。

6）采用降温毯降温时，注意水温的调节。临床上所设定的水的温度一般与当时的水温相差15℃左右即可达到降温效果。对于中枢性高热、顽固性高热可将水温调至3℃，就可将体温降得比较快。

2. 体温过低

体温低于正常，称为体温过低，体温过低时，机体的应激反应及呼吸，循环肝、肾功能受到抑制。

（1）体温过低的护理措施。

1）保暖：可给予棉被、毛毯、电热毯等，机械通气时将吸入气体加温湿化。

2）提供合适的环境温度，室温维持在 24~26℃，相对湿度 40%~50%。

3）加强营养支持，提供足够的热量，增强机体抵抗力。

4）密切监测体温变化，每小时测量 1 次。

（2）低温治疗：临床上由于病情需要，用人工方法使体温降低达正常温度以下，以降低组织代谢，提高组织对缺氧的耐受性。

麻醉学上将人工低温分为 3 级。

1）一般低温：将体温降至 32~28℃。

2）中度低温：体温降至 28~20℃。

3）深低温：体温 <20℃。

低温广泛应用于阻断循环的心血管大手术，低温与体外循环配合，用于心脏直视手术。低温可降低脑代谢及氧耗，减轻脑水肿，在重度创伤及休克时，采用低温治疗可帮助患者渡过危机。

四、肾功能监测技术

肾是人体重要的生命器官，其主要功能是生成尿液，排泄人体代谢的终末产物（尿素、肌酐、尿酸等），过剩盐类，有毒物质和药物，同时调节水、电解质及酸碱平衡，维持人体内环境的相对稳定。然而，肾也是最易受损的器官之一，因此，在急危重症患者的诊疗过程中，肾功能监测与心肺功能监测同样重要。

（一）一般观察

1. 尿量与排尿次数

尿量是反映肾功能的重要指标之一。临床上通常记录每小时尿量或 24 小时尿量，成年人白天排尿 3~5 次，夜间 0~1 次，每次 200~400 mL，24 小时尿量为 1 000~2 000 mL，超过 2 500 mL/24 h 者为多尿；少于 400 mL/24 h 或 17 mL/h 为少尿；少于 100 mL/24 h 为无尿。

2. 尿液颜色与气味

正常新鲜尿液呈淡黄色或深黄色，是由于尿胆原和尿色素所致；而气味则来自尿内的挥发性酸，静置后因尿素分解，故有氨臭味。

3. 尿液酸碱度和比重

正常人尿液呈弱酸性，pH 为 4.5~7.5，比重为 1.015~1.025，尿比重与尿量一般成反比。

（二）肾小球功能监测

肾小球的主要功能是滤过功能，测定肾小球滤过功能的重要指标是肾小球滤过率。单位时间内由肾小球滤过的血浆量，称为肾小球滤过率。临床上常用内生肌酐清除率、血浆肌酐、血尿素氮浓度来反映肾小球滤过功能，其中以内生肌酐清除率较为可靠。

计算公式：　　　内生肌酐清除率 = 尿肌酐/血肌酐 × 单位时间尿量

因肾对某物质的清除量与肾体表面积有关，而后者又与体表面积有关，故内生肌酐清除率必须按体表面积校正。

（三）肾小管功能监测

1. 尿浓缩—稀释试验

浓缩试验又称禁水试验，具体做法是试验前 1 天晚 6 时饭后禁食、禁水，睡前排空尿液，试验日清晨 6 时、7 时、8 时各留尿 1 次，3 次尿中至少有 1 次尿比重在 1.026（老年人可为 1.020），尿比重 <1.020 则表示肾浓缩功能差。而稀释试验则由于单位时间内进水量过多，有致水中毒的危险，且易受肾外因素的影响，故临床上基本上不采用。

2. 尿/血渗透压的测定

正常人的血浆渗透压为 280～310 mmoL/L，而尿/血渗透压为 3∶1～4.5∶1。禁饮水 12 小时后，尿渗透压应大于 800 mmoL/L，低于此值时，表明肾浓缩功能障碍。

（四）肾影像学检查

肾功能的监测往往需要一种或多种的肾影像学检查，如腹部平片、腹部 CT、肾超声检查、肾盂造影、核素扫描等。

五、动脉血气和酸碱监测技术

动脉血气分析是急危重症患者抢救过程中常规的监测项目，可用来监测呼吸系统的功能，组织氧供，以及机体的酸碱平衡情况。

（一）抽取血标本

（1）选择穿刺部位，通常选择股动脉和桡动脉。

（2）注射器抽取肝素液湿润。

（3）针尖向上排出气体和多余肝素，一般留 0.1～0.2 mL 肝素液在注射器以填充死腔，同时防止血液凝固。

（4）定位取血：在动脉搏动最明显处定位，常规消毒，同时术者消毒示指、中指后触摸搏动处，右手持注射器，选股动脉者，垂直进针，桡动脉者注射器与皮肤成 60° 进针，抽取血量 2 mL 时拔针。

（5）采血后立即将注射器针头刺入橡皮塞，封闭针头。

（6）血液与肝素充分混匀后送检。

（二）注意事项

（1）严格执行操作规程，注意抗凝和隔绝空气。

（2）抽取血标本后即时送检，一般 2 分钟后有结果。

（3）采血后若发现注射器内有空气应及时排出封闭，以免影响结果。

（三）血气分析常用指标

1. 血氧分压（PO_2）

指溶解在血浆中氧所产生的压力。

动脉血氧分压（PaO_2）正常值为 90～100 mmHg，低于 80 mmHg 为缺氧。临床上将缺氧分为三度：轻度缺氧 PaO_2 为 60～80 mmHg，中度缺氧 PaO_2 为 45～59 mmHg，重度缺氧 PaO_2 <40 mmHg。

2. 血氧饱和度

是指血红蛋白被氧饱和的程度，以百分比表示。

动脉血氧饱和度（SaO_2）正常值为 96% ~ 100%，可采集动脉血由血气分析仪测得，也可由脉搏血氧饱和度检测仪测得。

3. 二氧化碳分压（PCO_2）

是指血液中物理溶解的二氧化碳分子所产生的压力。动脉血二氧化碳分压是反映通气功能和酸碱平衡的指标。正常值为 35 ~ 45 mmHg，$PaCO_2 < 35$ mmHg，提示有过度通气 $PaCO_2 > 45$ mmHg，提示肺泡通气不足。

4. 血液 pH

即血液的酸碱度，是表示血液中 H^+ 浓度的指标。正常值为 7.35 ~ 7.45，pH > 7.45，提示碱中毒，pH < 7.35，则提示酸中毒。但并不能区别酸碱中毒是代谢性的还是呼吸性的。

5. 实际碳酸氢根和标准碳酸氢根

实际碳酸氢根（AB）是指血浆中碳酸氢根的实际含量，正常值为 22 ~ 27 mmol/L；标准碳酸氢根（SB）是血浆在标准状态下（温度 37℃，$PaCO_2$ 40 mmHg），测得的碳酸氢根含量，正常值为 22 ~ 27 mmol/L。临床上常计算 AB 和 SB 的差值来判断酸碱失衡的性质，AB > SB 时提示呼吸性酸中毒，AB < SB 时提示呼吸性碱中毒，两者皆低提示代谢性酸中毒，两者皆高提示代谢性碱中毒。

6. 缓冲碱（BB）

是指血液中能缓冲酸中毒的总碱量，包括血浆和红细胞中的 HCO_3^-、Hb、HbO_2^-、HPO_4^{2-} 等。BB 是反映代谢性酸碱失衡的较好指标，正常值为 45 ~ 52 mmol/L。

7. 碱剩余（BE）

指在标准状态下（37℃，$PaCO_2$ 40 mmHg）滴定全血标本使其 pH 达 7.40 时新需的酸或碱的 mmol/L 数，反映的是该血标本的实际 BB。正常值 ±3 mmol/L，平均 0 mmol/L。加酸者，BE 为正值，提示代谢性碱中毒；加碱者，BE 为负值，提示代谢性酸中毒。

（闫俊萍）

第三章

无菌物品的储存与发放

第一节　储存

储存包含储存和保管两项工作。储存，有物品以备待用的含义。保管是保护物品在储备期间不受损害的过程。无菌质量特性决定了无菌物品储存及保管有其特殊的管理要求和控制污染措施。

一、储存原则

无菌物品储存区是"存放、保管、发放无菌物品的区域，为清洁区域"。

无菌储存区储存保管的无菌物品是由消毒供应中心处理的重复使用无菌医疗器械、器具和部分一次性使用无菌器械等物品。无菌物品储存原则包括以下内容。

（1）接触无菌物品前应洗手或手消毒。

（2）质量验收和记录：无菌物品进入存放区应确认灭菌质量监测合格，并记录物品名称、数量等。每日复核备用无菌物品的有效期，杜绝出现过期物品。

（3）按照"先进先出"的原则摆放物品。

（4）建立基数，根据临床工作量建立各类无菌物品、抢救物品名目和数量。各类无菌物品每日清点、及时补充，保证储备充足。重复使用器械的备量不低于1∶2，即用1份备2份物品量。一次性物品采购流程的工作周期较长，根据医院规模和任务定额预备常规器材。急救物品的储备根据医院规模和承担急救任务量定额。

（5）物品摆放位置规格化，能够存取方便。可设柜架号、层次号、位置号，依据物品分类目录、储备量而定。可根据备用物品用途进行位置的规划，例如，专科使用器械、急救物品器械等。通过固定位置利于存取。

（6）灭菌后物品应分类、分架存放在无菌物品存放区，不应堆放或混放。通常灭菌包应分类为手术器械包类、手术辅料包类、病区通用的无菌包类、专科无菌包类、低温灭菌包类、紧急突发事件和抢救用无菌包类、一次性无菌物品类或贵重物品类等。手术器械包摆放一般不超过两层，同类名称的器械宜放置同一层架上或同一灭菌篮筐内储存；手术辅料包应和手术器械包分开层架码放；病区普通诊疗包应分类放置在同一层架上或同一灭菌篮筐内储存；较小、不规则的无菌包应分类放置在固定的容器中储存。

一次性使用无菌器材应去除外包装，避免外包装污染无菌物品储存环境。中包装存放的一次性无菌物品，储存时间不宜过长，以免包装外面有积尘的污染。

（7）消毒物品应在清洁区，储存保管。消毒物品应设专架存放，并设置标识，标识应醒目清楚。消毒用物品应保证干燥彻底，须包装后储存。避免细菌繁殖或受到真菌污染。

（8）安全管理措施。认真执行灭菌物品卸载、存放的操作流程；储存中应保护无菌物品不受污染和损坏，周转使用率低和急救物品有防尘措施；搬运无菌物品须借助专用的篮筐、车。无菌物品放在不洁的位置或掉落地上应视为污染包，不得使用。

二、储存环境与设施

1. 一般环境要求

无菌物品存放区温度＜24℃，相对湿度＜70%。无菌物品储存环境保持清洁整齐，内部通风，采光良好，无可见的灰尘。每日定时清洁整理地面、台面至少2次。专用无菌电梯卫生至少1次，天花板、墙面卫生，至少每月1次。

2. 储存设施

消毒供应中心进行无菌物品储存、运输时必须借助专用的设施，包括储物架（柜）、储物车、塑料封闭箱等。禁止将无菌物品放置在规定区域或专用设施以外的地方，以防止污染，保证安全。

无菌物品储备设施宜选用耐腐蚀、表面光滑、耐磨的材质，如不锈钢等材料。无菌物品存放架或存放柜应距地面高度20～25 cm。与地面保持一定的高度，可降低灰尘的污染，易于清洁整理。离墙5～10 cm的距离，避免无菌物品接触墙被污染，因墙面材料宜受湿度和温度影响，易产生真菌等。与天花板应保持50 cm距离。

无菌物品存放可使用开放式的架子或封闭式的架子。开放式的架子是常用的方法，易于保持清洁、便于取物；使用带轮子的活动车架储存兼有储存和运送的功能，使用中可覆盖防尘罩防止无菌物品的污染。使用封闭的柜子或容器，易于储存周转较慢的无菌物品。无论采用以上哪种方式储存物品，都须关注储存期间影响无菌有效期的相关事件，避免无菌包被环境中水、潮气、尘粒污染，以及不适当的搬运方法造成包装破损所致的污染。

3. 标识种类及用途

无菌物品储存管理使用标识，利于达到物品分类、固定放置的管理要求，便于快速、准确拿取无菌物品，一般可设柜架号、层次号、位置号或无菌物品名称标识。

（1）柜架号：设置固定的储存架或柜标识牌，限定物品使用与柜架。

（2）层次号：设置固定的储存架或柜标识牌，限定物品使用的柜架层次。

（3）位置号（或物品名称标示牌）：设置固定的标识牌，限定物品放置的位置。

（4）无菌物品包的名称与放置应与柜架号、层次号、位置号相对应。

三、灭菌物品质量及要求

（一）无菌物品储存效期

根据WS310.2-2009中无菌物品储存效期的规定如下。

（1）环境温度、湿度达到WS310.1的规定时，使用棉布纺织材料类包装的无菌物品有效期为14天；未达到标准，有效期为7天。

（2）医用一次性纸袋包装的无菌物品，有效期为1个月。

（3）使用一次性医用皱纹包装纸、医用无纺布包装的无菌物品，有效期为 6 个月。

（4）使用一次性纸塑袋包装的无菌物品，有效期为 6 个月。

（5）使用（灭菌手术器械盒）无菌物品，有效期为 6 个月。

（二）无菌物品质量检查及要求

无菌物品储存时应确认监测结果（物理监测、化学监测、生物监测）符合 WS310.3-2009 灭菌质量要求。应进行包装完好性、湿包等质量检查。不符合标准的物品应分析原因，重新处理和灭菌。质量检查主要包括以下原则。

1. 确认灭菌质量监测合格

物理监测质量不合格的，同批次灭菌的物品不得储存和发放。包外化学监测变色不合格的灭菌物品，不得储存和发放；灭菌植入物及手术器械应每批次进行生物监测，生物监测合格后，无菌物品方可储存或发放；紧急情况时，可在生物 PCD 中加用 5 类化学指示物，5 类化学指示物合格可作为提前放行的标志，生物监测的结果应及时通报使用部门。

2. 确认无菌包装合格

包装清洁，无污渍；包装完好，无破损；闭合完好，包装松紧适宜。

3. 确认无菌物品标签合格

无菌物品包有无菌物品标签，粘贴牢固；标签项目完整；无菌效期准确；字迹清晰。

4. 确认无菌物品没有湿包问题

湿包不能作为无菌包储存。

（三）湿包的界定方法

湿包指对每一个符合灭菌设备最大装载要求的辅料负载（7.5 ± 0.5）kg，灭菌前后的质量增加不超过 1%，同时没有可见潮湿。对每一个符合灭菌设备最大装载要求的金属负载（10 ± 0.1）kg，灭菌前后质量增加不超过 0.2%，同时没有可见的潮湿。不符合以上干度要求的物品为"湿包"。仅在物品包装外有明显的水渍和水珠，手感潮湿，且质量增加，称为包外湿包。物品包内器械及容器内有水珠或包内敷料有明显水渍称为包内湿包。

湿包应视为污染包，因为水分子能够破坏无菌包装的生物屏障，成为微生物的载体，造成包内无菌器械的污染。所以湿包不能作为无菌物品储存。

造成湿包的常见原因有：器械和物品超过重量或体积标准；灭菌装载不规范；设备及管线等部件问题影响蒸汽质量等。因此，无菌储存操作中应特别加强湿包问题的检查，灭菌的器械物品经冷却后，在进行卸载时检查每件物品包装外、纸塑包装物品（内）有无水迹、水珠、手感潮湿等情况，主要依靠目测方法判定湿包。

卸载时发现湿包问题，湿包应重新灭菌处理，并进行记录和原因分析。对于使用者发现的包内湿包问题应及时反馈消毒供应中心，其物品和器械不能再作为无菌物品使用，并进行问题记录和分析。

（四）储存工作常用表格

根据无菌物品管理要求，选用工作表格。

1. 各类无菌物品基数清点记录

每日清点。表格项目主要包括日期、物品名称、物品数量、操作员签名。

2. 手术器械灭菌物品记录

表格项目主要包括日期、灭菌器编号、批次号、物品名称、物品数量、灭菌效期、主要操作员签名。

3. 手术辅料灭菌物品记录

内容同上。

4. 专科、贵重器械灭菌物品记录

表格项目主要包括日期、灭菌器编号、批次号、物品名称、灭菌效期、物品数量、主要操作员签名（包装、灭菌、发放等岗位人员）、接受物品科室，发放和接收人员确认或签字等。

5. 移植物及外来器械记录

需生物检测合格后填写记录。紧急情况下按照紧急放行填写记录。主要包括日期、灭菌器编号、批次号、物品名称、灭菌效期、物品数量、主要操作员签名（包装、灭菌、发放等岗位人员）、接收物品科室、手术间患者姓名或手术名称等，发放和接收人员确认并签字等。

6. 一次性使用无菌物品接收记录（无菌物品储存区）

主要记录日期、名称、规格、数量、生产厂家、生产批号、灭菌日期、失效日期等。

7. 一次性使用无菌物品出库记录

主要记录日期、名称、规格、数量、生产厂家、生产批号、灭菌日期、失效日期等。

四、无菌物品储存操作

（一）常规无菌物品储存

1. 操作前准备

（1）环境准备：存放架或搁物柜保持清洁、干燥，无杂物，操作开始30分钟前停止清扫。

（2）人员准备：换鞋，戴帽，着专用服装，洗手。

（3）物品准备：根据无菌物品卸载量准备卸载车、篮筐、存放架或搁物柜、手消毒液。

2. 操作步骤

（1）评估灭菌器运行停止。

（2）有可遵循的操作规程。

3. 灭菌物品冷却

从灭菌器中拉出灭菌器柜架，放于无菌储存区进行冷却并设置"冷却"字样的标示牌，冷却时间应 >30分钟。

4. 确认灭菌质量

检查物理参数合格；检查包外化学指示物变色合格；从灭菌器柜架上取下已冷却物品时，检查有无湿包；检查包装的完好性和闭合性；检查无菌标识。

5. 物品储存放置

按照物品无菌物品名称、编号、灭菌日期的先后顺序放置在固定位置。记录清点储存物品的名称、数量并记录。

6. 操作注意事项

（1）注意手的卫生，接触无菌物品前应洗手或手消毒，手部不佩戴戒指等饰物，防止划破外包装纸。

（2）保证足够的冷却时间，防止产生湿包。

（3）无菌包潮湿、包装破损、字迹不清、误放不洁处或掉落地面，应视为污染，须重新处理和灭菌。

（4）发现灭菌质量问题及时反馈灭菌人员和相关负责人。

（5）手术器械、辅料包的搬运应使用器械车。器械篮筐或手术器械箱搬运中应平移，防止器械碰撞和磨损。

7. 操作记录表格

（1）无菌物品储存基数清点记录。

（2）手术器械灭菌物品记录。

（3）手术辅料灭菌物品记录。

（4）专科器械灭菌物品记录。

（5）贵重器械灭菌物品记录。

（二）一次性无菌物品储存

1. 操作前准备

（1）环境准备：存放架或搁物柜保持清洁、干燥，无杂物，开始操作30分钟前停止清扫。

（2）人员准备：操作人员符合着装要求，并洗手或手消毒。

（3）物品准备：一次性无菌物品、卸载车、存放架或搁物柜、手消毒液等。

2. 操作前评估

（1）有可遵循的操作规程。

（2）评估一次物品灭菌物品运输装载安全、稳妥。

3. 库房人员确认产品资质符合规定

（1）一次性使用无菌物品入库前需确认产品验证是否具备省级以上卫生或药监部门颁发的《医疗器械生产企业许可证》《工业产品生产许可证》《医疗器械产品注册证》《医疗器械经营企业许可证》等，进口产品还要有国务院（卫生部）监督管理部门颁发的《医疗器械产品注册证》。

（2）属于三类医疗器械的一次性无菌物品应有热原和细菌监测报告，妥善保留资料以备查证。

4. 验收产品质量

（1）库房专职人员应检查每箱产品的检验合格证、灭菌标识、产品标识和失效期。

（2）认真检查每批产品外包装，外包装应包装严密、清洁，无破损、变形、污渍、霉变、潮湿等质量问题。

（3）登记每批到货时间、批号、失效期、数量、品名、规格、厂家及送货人签名等。

5. 一次性无菌物品入库储存操作

（1）按照类别、灭菌日期先后顺序分类、分架存放在固定位置。

（2）一次性无菌物品进入无菌储存区时，由专人负责拆除大包装。以中包装形式传送到无菌物品储存区。并记录出库物品的批号、失效期、数量、品名、规格、厂家等。

6. 无菌储存区人员接受、储存操作

（1）无菌储存区储存人员接受无菌物品后，按效期先后顺序存放，不同种类、不同型号分类放置。

（2）清点、记录接受物品的批号、失效期、数量、品名、规格、厂家等。

7. 操作注意事项

（1）定时核查掌握各类、各型号用品基数和有效期，合理安排供应，避免因超量储存出现过期物品。

（2）专职人员负责一次性物品的验收入库。

8. 操作记录表格

（1）库房人员记录：一次性使用无菌物品出库记录。

（2）无菌储存区人员：一次性使用无菌物品储存记录。

（边　疆）

第二节　发放

无菌物品发放是指将储存的无菌物品，发放至使用部门时，进行的无菌物品质量确认检查、配装、运送等操作。

一、发放原则

无菌物品发放是实施无菌物品供应和服务的过程。在这个过程中一是把好无菌物品质量关，保证使用的安全；二是及时、准确、完好地将无菌物品发送至临床，满足医疗、护理工作的顺利开展，为患者抢救和突发事件提供无菌器械、器具和物品的保障。无菌物品发放应遵循以下原则。

（1）无菌物品发放时，应遵循先进先出的原则，先储存的物品先进行发放使用。

（2）建立严格的查对制度，发放时应确认无菌物品的有效性。植入物及植入性手术器械应在生物监测合格后，方可发放。

（3）建立无菌物品下送服务制度，及时供应无菌物品；根据临床无菌物品需求，建立常规物品（一次性无菌物品）、专科物品（手术器械等）、急救物品、突发事件所需物品等供应服务方式；通过预约申请单、紧急请领单、网络申请、污染回收清点单等方式，准备临床需要的无菌物品。

（4）各类物品发放记录应具有可追溯性。

（5）建立无菌物品质量问题的反馈制度，持续改进工作质量。

（6）运送无菌物品的器具应清洁处理、干燥。

二、发放用品准备

无菌物品发放、运输应采用封闭方式，即使用封闭的车或塑料箱。

1. 封闭箱

发放前认真检查盛装无菌物品的容器是否严密、清洁，有无破损、污渍、霉变、潮湿；

严禁将无菌物品和非无菌物品混放；封闭箱应标明接受物品的部门等，防止错发；运送中封闭箱应保持关闭状态，防止污染；盛装无菌物品的容器每天清洗 1 次，干燥备用。视污染情况进行消毒，可选用物理消毒或化学消毒。

2. 运转车

无菌物品可直接装入专用运转车，也可将无菌物品装放在运转箱中，再放入运转车内运送发放。运转车应有编号等标识，标明发放的病区或部门。运转中车门应保持关闭，运转车每天彻底清洗 1 次，干燥备用。视污染情况进行消毒。

3. 专用电梯发放

消毒供应中心和手术部门可使用专用电梯发放、运输无菌物品，可使用转运车或转运箱。

4. 传递窗发放

临时或特殊情况下，可在无菌物品储存区传递窗口，直接发放无菌物品；领取无菌物品后应放入封闭容器中传送。

三、供应工作准备

消毒供应中心无菌物品供应方式主要有两种，即按需分配方式、按基数标准分配方式。无论何种方式消毒供应中心都应将无菌物品送至临床。

1. 按需分配方式

根据临床用后器械回收量进行供应。

（1）根据回收物品记录或污染区器械回收清点核查，产生无菌物品申请单。然后传至无菌储存区的人员进行分配、发放。

（2）根据使用部门临时预约申请单，分配和发放无菌物品，侧重无菌物品的借用或急救物资的供应。也可通过网络传送申请表，或由使用部门直接到消毒供应中心领取。

（3）根据手术室手术通知单制定无菌手术器械、敷料等器材的申请单。通常申请单在使用的前一天递交到消毒供应中心，消毒供应中心可采用运转车准备物品，即每台手术需要的器械、敷料等无菌器材集中装放在一个车上，并注明手术房间、手术名称等信息，通过专用电梯或货梯运送到手术室。

2. 按基数标准分配方式

适用于网络化无菌物品供应及管理。在使用部门建立无菌物品基数，通过网络消毒供应中心可查询手术室等使用部门基数的变化，及时进行物品的补充。

四、发放物品的质量查对及准备

无菌物品发放时应严格执行查对制度，基本要求是三查：物品储存时查，发放时查，发放后查。依据领物申请单或发放单核对发放物品。包括六项核对：核对物品名称，核对灭菌效期，核对灭菌标识，核对数量，核对科室，核对签名。具体应注意以下要求。

1. 物品名称

核对无菌物品的名称，标示字迹清楚、容易识别。

2. 核对包装质量

检查纺织物、无纺布及一次性医用皱纹纸的包装封口胶带长度、闭合的完好性；纸塑包装的封口处是否平整，压封是否紧密和连续；硬质容器的锁扣是否联接紧密、热敏锁是否弹开等。

3. 灭菌质量再确认

检查包外化学指示剂变色情况。

4. 确认数量

根据发放清单检查所发物品的数量是否准确。

5. 外来器械

发放前应检查公司名称和器械名称是否吻合，使用部门及地点，运送要求及方式等。

6. 无菌效期

核对灭菌日期和失效日期。

7. 签名

主要包括包装者等签名。

8. 填写发放记录单

填写项目应完整。

五、无菌物品发放记录及表格

无菌物品发放表格和申领表格可以联合使用或分开使用。无菌物品发放和接受人员应确认或签名，双方认可。表格填写项目应完整，字迹工整，应具有可追溯性，保存备查 3 个月以上时间。常用的物品发放表格如下。

（1）各类无菌物品发放记录。

（2）无菌手术器械发放记录。

（3）无菌手术辅料发放记录。

（4）无菌专科、贵重器械发放记录。

（5）植入物及手术器械和外来器械记录。

（6）一次性使用无菌物品出库记录。

（7）召回物品记录用于不合格物品召回的记录。记录中特别填写发放量、已使用量、回收量，以便根据使用情况进行干预措施。

六、发放操作

（一）常规无菌物品发放

临床科室常用的器械，如缝合包、清创包、腰穿包、骨穿包等在发放前装车（箱）的操作。

1. 操作前准备

（1）环境准备：发放台、传递窗保持清洁、干燥，无杂物。

（2）人员准备：工作人员进入该区，须换鞋，着装符合要求，洗手或手消毒。

（3）物品准备：运转车、封闭箱、各类物品申领单、消毒干手液等。

2. 操作前评估

（1）有可遵循的操作规程。

（2）确认有无菌物品使用科室申请单。

（3）按规范着装、洗手，根据发放物品量准备运转车和运转箱。

3. 接收使用科室申领清单

（1）检查无菌包外标识清晰、完整（有包名、操作者、灭菌器编号、锅次、灭菌日期和失效日期）；检查包外指示胶带变色情况；检查有无湿包。

（2）分装无菌物品：根据科室申领计划清单发放分装物品。按无菌有效日期在前先发的原则进行物品装车（箱）。

4. 进行无菌物品分装后的核查

核对科室申领计划清单、回收清单发放登记是否一致。

5. 操作注意事项

（1）每日实行专人专车负责制，发放时应确认无菌物品的灭菌质量和有效期。

（2）严格按消毒隔离技术操作原则执行。凡发出的无菌物品，即使未使用过，一律不得返回无菌物品存放区。

（3）无菌物品与消毒后使物品一同发放时，应有明确的标识，利于使用者辨识。消毒物品发放和分装时检查失效期。注意手卫生，取放无菌物品前后应洗手，禁戴手饰。

6. 操作记录表格

根据发放无菌物品种类使用并记录。

（二）常规手术器械发放

手术室常用手术器械，如剖腹、阑尾、清创等器械，骨科器械、眼科器械、肝移植器械、肾脏科器械等在发放前的操作。

1. 操作前准备

（1）环境准备：发放台、传递窗保持清洁、干燥，无杂物。

（2）人员准备：工作人员进入该区，须换鞋，着装符合要求，洗手或手消毒。

（3）物品准备：运转车、封闭箱、各类物品申领单、消毒干手液等。

2. 操作前评估

（1）有可遵循的操作规程。

（2）确认无菌物品使用科室申请单。

（3）按规范着装、洗手，根据发放物品量准备车辆和篮筐。

3. 接受手术室预约配置清单

（1）根据手术室各配送清单分装无菌物品。

（2）分装无菌物品时应重点检查包外标识（包名、操作者、灭菌器编号、锅次、灭菌日期和失效日期）；检查包外指示胶带变色情况；检查有无湿包等。

（3）再次核对清单和分装物品是否一致，准确记录发放物品数量并确认和签名。

（4）用封闭运转车或封闭箱装放无菌物品，手术室接收物品的人员签名确认。

（5）无菌室储存区人员收集整理手术发放清单，备查。特殊情况需列入交班内容。

4. 操作注意事项

（1）严格质量检查，凡发出的无菌手术器械、辅料包，即使未使用过，也不能再返回无菌物品存放区储存。

（2）分装、搬运手术器械时应平稳，防止器械损坏；手术器械包，分装搬运时应双手托住器械两端的底部移动和搬运，或借助车移动。禁止用推、拉、托的方式移动无菌包，造成包装破损，尤其防止一次性无菌包装材料破损。

（3）其他注意事项与常规器械发放要求相同。

5. 操作记录表格列举

（1）无菌手术器械发放记录。

（2）无菌手术辅料发放记录。

主要记录内容见无菌物品发放记录及表格。

（三）一次性物品发放

主要指对一次性使用无菌注射器、输液器、输血器、导尿包等无菌物品的发放。

1. 操作前准备

（1）环境准备：发放台、传递窗保持清洁、干燥，无杂物。

（2）人员准备：工作人员进入该区，须换鞋，着装符合要求，洗手或手消毒。

（3）物品准备：运转车、封闭箱、各类物品申领单、消毒干手液等。

2. 操作前评估

（1）有可遵循的操作规程。

（2）确认一次性无菌物品预约申请单。

（3）按规范着装、洗手，根据物品发放量准备车辆和篮筐。

3. 接收物品预约清单

根据各科室一次性使用无菌物品预约清单，准备物品。

（1）检查发放物品名称、规格、数量、有效日期。

（2）分装一次性无菌物品。

（3）物品分装后，再次核对预约申请单和物品。

（4）用封闭式运送车或容器装放无菌物品。

（5）回收整理预约清单，特殊情况交班。

4. 操作注意事项

（1）凡发出的一次性使用无菌物品，即使未使用过，也不得再放回无菌物品储存区储存。

（2）及时反馈使用过程中发生的不良事件，并立即停止使用，详细登记时间、种类、事件经过、结果、涉及产品单位、批号，汇报给护士长和相关部门；及时封存取样送检，不得擅自处理。

5. 操作记录表格列举

一次性使用无菌物品发放记录应具有追溯性。

（边　疆）

第四章

常见危重症护理

第一节　窒息

窒息是指气流进入肺脏受阻或吸入气体缺氧导致的衰竭或呼吸停止状态。一旦发生窒息，可迅速危及生命，应立即采取相应措施，查明原因，积极进行抢救。本节主要讨论气道阻塞引起的窒息。

一、病因与发病机制

引起窒息的原因各异，但其发病机制都是由于机体的通气受限或吸入气体缺氧导致肺的通气与换气功能障碍，引起全身组织与器官缺氧、二氧化碳潴留，进而导致组织细胞代谢障碍、酸碱失衡、功能紊乱甚至衰竭而死亡。

1. 气道阻塞性窒息

分泌物或异物部分或完全堵塞气道致通气障碍所引起的窒息。

2. 中毒性窒息

如 CO 中毒，大量的 CO 经呼吸道进入血液，与血红蛋白结合形成碳氧血红蛋白，阻碍氧与血红蛋白的结合及解离，引起组织缺氧造成窒息。

3. 病理性窒息

包括肺炎与淹溺等所致的呼吸面积的丧失，以及脑循环障碍引起的中枢性呼吸停止，主要表现为 CO_2 和其他酸性代谢产物蓄积引起的刺激症状与缺氧导致的中枢神经麻痹症状交织在一起。

二、病情评估

（一）气道阻塞的原因判断

通过询问健康史，进行血气分析、胸部 X 线平片、纤维支气管镜检查，可分别判断不同原因引起的窒息。

（二）临床表现

气道阻塞的患者常呈吸气性呼吸困难，出现"四凹征"（胸骨上窝、锁骨上窝、肋间隙及剑突下软组织）。根据气道是否被完全阻塞可分为以下两种。

1. 气道不完全阻塞

患者张口瞪目，有咳嗽、喘气或咳嗽微弱无力，呼吸困难，烦躁不安。皮肤、甲床和口腔黏膜以及面色青紫。

2. 气道完全阻塞

患者面色灰黯青紫，不能说话及呼吸，很快意识丧失，呼吸停止。如不紧急解除窒息，将迅速导致死亡。

（三）气道阻塞引起窒息的严重程度分度

Ⅰ度：安静时无呼吸困难，当活动时出现轻度的呼吸困难，可有轻度的吸气性喉喘鸣及胸廓周围软组织凹陷。

Ⅱ度：安静时有轻度呼吸困难，吸气性喉喘鸣及胸廓周围软组织凹陷，活动时加重，但不影响睡眠和进食，无烦躁不安等缺氧症状，脉搏尚正常。

Ⅲ度：呼吸困难明显，喉喘鸣声较响亮，吸气性胸廓周围软组织凹陷显著，并出现缺氧症状，如烦躁不安、不易入睡、不愿进食、脉搏加快等。

Ⅳ度：呼吸极度困难。患者坐立不安、手足乱动，出冷汗，面色苍白或发绀，心律不齐，脉搏细速，昏迷，大小便失禁等。若不及时抢救，则可因窒息导致呼吸心跳停止而死亡。

三、救治原则

当窒息发生时，保持呼吸道通畅是关键，其次是采取病因治疗。对于气道不完全阻塞的患者，应查明原因，采取病因治疗和对症治疗，尽早解除气道阻塞。对于气道完全阻塞的患者，应立即解除窒息，或做好气管插管、气管切开或紧急情况下环甲膜穿刺的准备。

四、护理措施

1. 即刻护理措施

（1）迅速解除窒息因素，保持呼吸道通畅。

（2）给予高流量吸氧，使血氧饱和度恢复到94%以上，必要时建立或重新建立人工气道，给予人工呼吸支持或机械通气。

（3）建立静脉通路，遵医嘱给予药物治疗。

（4）监测生命体征：给予心电、血压、呼吸、血氧饱和度监护，遵医嘱采动脉血做血气分析。

（5）备好急救物品：如吸引器、呼吸机、气管插管、喉镜等开放气道用物。

2. 根据窒息程度给予相应的救治与护理

（1）Ⅰ度：查明病因并进行针对性治疗，如由炎症引起，按医嘱应用抗生素及糖皮质激素控制炎症。若由分泌物或异物所致，尽快清除分泌物或取出异物。

（2）Ⅱ度：针对病因治疗，多可解除喉阻塞。

（3）Ⅲ度：严密观察呼吸变化，按医嘱同时进行对症治疗及病因治疗。经保守治疗未见好转、窒息时间较长、全身情况较差者，应及早做好配合气管插管或气管切开的准备。

（4）Ⅳ度：需立即行气管插管、气管切开或环甲膜穿刺术，应及时做好吸痰、吸氧及其相关准备与配合工作。

应注意的是：气管阻塞或气道异物引起的窒息，如条件允许，即使Ⅲ度、Ⅳ度呼吸困难，也可把握好时机，有效清理呼吸道或将异物取出后即可缓解呼吸困难，而不必先行气管插管或气管切开术。

3. 气道异物的护理

气道异物有危及生命的可能，应尽早配合取出异物，以保持呼吸道通畅，防止窒息及其他并发症的发生。可使用 Heimlich 手法排除异物，或经内镜（直接喉镜、支气管镜、纤维支气管镜）取出异物。如确实为难以取出的异物，应做好开胸手术、气管切开的准备。对有明显气道阻塞的患者，紧急情况下可用粗针或剪刀行环甲膜穿刺或切开术，以开放气道。

4. 喉阻塞的护理

喉阻塞患者的护理重点是保持呼吸道通畅。对舌后坠及喉阻塞者，可使用口咽通气管开放气道。如为气管狭窄、下呼吸道梗阻所致的窒息，应立即做好施行气管插管或气管切开术的准备，必要时准备配合给予机械辅助通气。

5. 大咯血窒息时的紧急处理

如为肺部疾病所致大咯血，有窒息前兆症状时，应立即将患者取头低足高45°的俯卧位，头偏向一侧，轻拍背部以利引流；及时吸出口腔内的血块，畅通呼吸道；在解除气道阻塞后按医嘱给予吸氧等措施，改善缺氧。

6. 严密观察病情变化

随时注意患者呼吸、咳嗽及全身情况，如患者窒息后呼吸急促、口唇发绀、烦躁不安等症状仍不能改善或逐渐加重，应准备继续进行抢救。

7. 术前护理

必要时，做好经纤维支气管镜或喉镜取异物的术前准备工作。

8. 心理护理

嘱患者安静休息，避免剧烈活动，对精神紧张的患者，做好解释和安慰工作。

（李　洁）

第二节　急性腹痛

急性腹痛是指发生在1周之内，由各种原因引起的腹腔内外脏器急性病变而表现在腹部的疼痛，是临床上常见的急症之一，具有发病急、变化多、进展快的特点，若处理不及时，极易发生严重后果，甚至危及患者生命。护士细致的评估、严密的观察和及时的护理，对把握患者抢救时机和疾病的疗效与预后起到重要的作用。

一、病因

引起腹痛的病因很多，可分为器质性和功能失调性两类。器质性病变包括急性炎症、梗阻、扩张、扭转、破裂、损伤、出血、坏死等；功能失调性因素有麻痹、痉挛、神经功能紊乱、功能暂时性失调等。

1. 腹腔脏器病变引起的腹痛

（1）急性炎症：如急性胃炎、急性胃肠炎、急性肠系膜淋巴结炎、急性肾盂肾炎、急性回肠或结肠憩室炎、自发性腹膜炎、急性胰腺炎、阑尾炎、胆囊炎、急性化脓性胆管炎、腹腔内各种脓肿、急性盆腔炎、急性附件炎、急性泌尿系感染以及急性细菌性或阿米巴性痢疾等。

（2）急性梗阻或扭转：常见的有急性肠梗阻（包括肠套叠、肠扭转），腹内/外疝，胆道、肾、尿路管结石嵌顿性绞痛，胆道蛔虫症，肠系膜或大网膜扭转，急性胃或脾扭转，胃黏膜脱垂症，卵巢囊肿蒂扭转等。

（3）急性穿孔：消化性溃疡急性穿孔、胃肠道癌或肠炎症性疾病急性穿孔、胆囊穿孔、子宫穿孔、外伤性胃肠穿孔等。

（4）急性内出血：如腹部外伤所致肝、脾、肾等实质脏器破裂，肝癌等破裂，异位妊娠、卵巢或黄体破裂等。

（5）血管病变：见于腹主动脉瘤、肾梗死、肠系膜动脉急性栓塞或血栓形成、肠系膜静脉血栓形成、急性门静脉或肝静脉血栓形成、脾梗死、夹层动脉瘤等。

（6）其他：如急性胃扩张、痛经、肠易激综合征、腹壁皮肤带状疱疹等。

2. 腹腔外脏器或全身性疾病引起的腹痛

以胸部疾病所致的放射性腹痛和中毒、代谢性疾病所致的痉挛性腹痛为多，常伴有腹外其他脏器病症，而无急性腹膜炎征象。

（1）胸部疾病：如不典型心绞痛、急性心肌梗死、急性心包炎、主动脉夹层、肋间神经痛、下肺肺炎、肺脓肿、胸膜炎、气胸等。

（2）代谢性及中毒性疾病：如铅、砷、汞、酒精中毒，尿毒症，糖尿病酮症酸中毒，低钙血症等。

（3）变态反应性疾病：如腹型过敏性紫癜、腹型风湿热。

（4）神经源性疾病：如脊柱结核、带状疱疹、末梢神经炎、腹型癫痫、胃肠功能紊乱、神经功能性腹痛等。

二、腹痛发病机制

1. 体性痛

脏腹膜上虽然没有感觉受体，但近脏器的肠系膜、系膜根部、小网膜及膈肌等均有脊髓性感觉神经，当病变累及其感觉神经时产生冲动，并上传至丘脑，被大脑感知。体性痛较剧烈，定位较准确，与体位有关，变换体位常可使疼痛加重。

2. 内脏痛

多由消化道管壁平滑肌突然痉挛或强力收缩，管壁或脏器突然扩张，急性梗阻、缺血等刺激自主神经的痛觉纤维传导所致，常为脏器本身的疼痛。

3. 牵涉痛

也称放射痛或感应性痛，是由某种病理情况致身体某一局部疼痛，疼痛部位非病变所在部位，但与病变脏器的感觉常来自于同一节段的神经纤维。

三、病情评估

（一）快速评估全身情况

急诊护士接诊后应首先评估患者的总体情况，初步判断病情的轻、重、缓、急，以决定是否需要作急救处理。对危重患者，应重点评估（包括神志、回答问题能力、表情、血压、脉搏、体位、疼痛程度等），之后迅速分诊送入治疗区进行急救处理，待情况允许再做详细检查。表情痛苦、面色苍白、脉搏细速、呼吸急促、大汗淋漓、仰卧不动或蜷曲侧卧、明显脱水等提示病情较重。如脉搏细速伴低血压，提示低血容量。

（二）评估一般情况

1. 年龄

青壮年以急性胃穿孔、阑尾炎、肠梗阻、腹部外伤所致脏器破裂出血等多见。中老年以胃肠道癌肿及并发症、胆囊炎、胆石症及血管疾病等发病率高。

2. 性别

如溃疡病穿孔、急性阑尾炎、肠梗阻、尿路结石男性多见，而胆囊炎、胰腺炎则女性多见。

3. 既往史

了解既往有无引起急性腹痛的病史，如溃疡病、阑尾炎等，有无类似发作史，有无腹部外伤史、手术史，有无心肺等胸部疾病和糖尿病、高血压病史等。女性应了解月经生产史，闭经且发生急性腹痛并伴休克者，应高度警惕异位妊娠破裂内出血。

（三）重点详细询问腹痛相关信息

1. 诱发因素

胆囊炎或胆石症常于进食油腻食物后发作；急性胰腺炎发作前常有酗酒、进食高脂饮食、暴饮暴食史；部分机械性肠梗阻与腹部手术有关；溃疡病穿孔在饱餐后多见；剧烈活动或突然改变体位后突发腹痛可能为肠扭转；腹部受暴力作用引起剧痛伴休克者，可能是肝、脾破裂所致。

2. 疼痛部位

最早发生腹痛及压痛最明显的部位常是发生病变的部位，可帮助推断可能的病因。

3. 疼痛的起病方式、性质

（1）炎症性急性腹痛：以腹痛、发热、压痛或腹肌紧张为主要特点。一般起病较缓慢，多由轻渐重，剧痛呈持续性并进行性加重，炎症波及脏器浆膜和壁腹膜时，有典型局限性或弥漫性腹膜刺激征。常见于急性阑尾炎、胆囊炎、腹膜炎、胰腺炎、盆腔炎等。

（2）穿孔性急性腹痛：以突发持续腹痛、腹膜刺激征，可伴有肠鸣音消失或气腹为主要特点。突然起病，呈剧烈的刀割样、烧灼样痛，后呈持续性，范围迅速扩大。常见于外伤、炎症或癌肿侵蚀导致的空腔脏器破裂，如溃疡穿孔、胃癌穿孔、胆囊穿孔、外伤性肠穿孔等。

（3）梗阻性急性腹痛：以阵发性腹痛、呕吐、腹胀、排泄功能障碍为主要特点。多突然发生，呈阵发性剧烈绞痛，当梗阻器官合并炎症或血运障碍时，常呈持续性腹痛，阵发性加重。常见于肾、输尿管结石，胆绞痛，胆道蛔虫病，肠梗阻，肠套叠，嵌顿性疝，卵巢囊肿蒂扭转等。

（4）出血性急性腹痛：以腹痛、失血性休克与急性贫血、隐性（内）出血或显性（外）出血（呕血、便血、尿血）为主要特点。起病较急骤，呈持续性，但不及炎症性或穿孔性腹痛剧烈，由于大量积血刺激导致急性腹膜炎，但腹膜刺激症状较轻，有急性失血症状。常见于消化性溃疡出血、肝脾破裂出血、胆道出血、肝癌破裂出血、腹主动脉瘤破裂出血、异位妊娠破裂出血等。

（5）损伤性急性腹痛：以外伤、腹痛、腹膜炎或内出血综合征为主要特点。因暴力着力点不同，可有腹壁伤、空腔脏器伤及实质脏器伤造成的腹痛，原发性休克恢复后，常呈急性持续性剧烈腹痛，伴恶心、呕吐。

（6）绞窄性与扭转性急性腹痛：又称缺血性急性痛。疼痛呈持续性，因受阵发牵拉，可有阵发性类似绞痛加剧，常可触及压痛性包块，可有频繁干呕、消化道排空症状，早期无腹膜刺激征，随着坏死的发生而出现。

（7）功能性紊乱及全身性疾病所致急性腹痛：疼痛常无明显定位，呈间歇性、一过性或不规律性，腹痛虽然严重，但体征轻，腹软，无固定压痛和反跳痛，常伴有精神因素或全身性疾病史，如肠道易激综合征、胃肠神经症、肠系膜动脉硬化或缺血性肠病、腹型癫痫、过敏性紫癜等。

腹部绞痛多发病急、患者痛苦，应注意鉴别，尽早明确病因。

4. 疼痛程度

腹痛程度可反映腹内病变的轻重，但疼痛的个体敏感性和耐受程度差异较大，影响其评价。刀割样剧痛可能为化学刺激引起，如空腔脏器急性穿孔；梗阻性疾病为剧烈疼痛，如肠扭转、卵巢囊肿蒂扭转、肾绞痛等；脏器破裂出血性疾病引起的腹痛略次之，如宫外孕、脾破裂、肝破裂等；炎症性疾病引起的腹痛较轻，如阑尾炎、肠系膜淋巴结炎等。

5. 疼痛与发作时间、体位的关系

餐后痛可能由于胆、胰疾病，胃部肿瘤或消化不良所致；饥饿痛发作呈周期性、节律性者见于胃窦、十二指肠溃疡；子宫内膜异位者腹痛与月经周期有关；卵泡破裂者腹痛发作在月经间期。如果某些体位使腹痛加剧或减轻，有可能成为诊断的线索，如胃黏膜脱垂患者左侧卧位可使疼痛减轻；胰腺疾病患者前倾坐位或膝胸位时疼痛减轻；腹膜炎患者活动疼痛加剧，蜷缩侧卧疼痛减轻；反流性食管炎患者烧灼痛在躯体前屈时明显，而直立位时减轻。

6. 伴随症状

（1）消化道症状。①恶心、呕吐，常发生于腹痛后，可由严重腹痛引起。急性胆囊炎、溃疡病穿孔均可伴有恶心、呕吐。急性胃肠炎、胰腺炎发病早期呕吐频繁，高位肠梗阻呕吐出现早而频繁，低位肠梗阻或结肠梗阻呕吐出现晚或不出现。呕吐物的性质及量与梗阻部位有关，如呕吐宿食不含胆汁则为幽门梗阻，呕吐粪水样物常为低位肠梗阻。②排便情况，腹痛伴有呕吐，肛门停止排气、排便多见于肠梗阻；腹痛伴有腹泻，多见于急性肠炎、痢疾、炎症性肠病、肠结核等；伴有果酱样便是肠套叠的特征；伴有血便，多见于绞窄性肠梗阻、肠套叠、溃疡性结肠炎、坏死性肠炎、缺血性疾病等。

（2）其他伴随症状。①休克，腹痛同时伴有贫血者可能是腹腔脏器破裂（如肝、脾或异位妊娠破裂）；不伴贫血者见于急性胆管炎、胃肠穿孔、绞窄性肠梗阻、肠扭转、急性胰腺炎等。②黄疸，多见于急性胆管炎、胆总管结石、壶腹部癌或胰头癌。③发热，外科疾病一般是先有腹痛后发热；而内科疾病多先有发热后有腹痛。如伴发热、寒战者，多见于胆道感染、腹腔或腹内脏器化脓性病变、下肺炎症或脓肿等。④血尿、排尿困难，多见于泌尿系感染、结石等。⑤盆腔炎症或积液、积血时可有排便次数增多，里急后重感。

（四）体格检查

重点在评估腹部情况。腹部体检时应嘱患者取仰卧位，双腿屈曲充分暴露全腹，然后对腹部进行视、触、叩、听 4 个方面的检查。

1. 视诊

全腹膨胀是肠梗阻、腹膜炎晚期表现。不对称性腹胀可见于肠扭转、闭袢性肠梗阻。急性腹膜炎时腹式呼吸运动减弱或消失。注意有无胃肠蠕动波及胃肠型，腹股沟区有无肿块等。

2. 触诊

最重要的腹部检查，着重检查腹膜刺激征，腹部肌紧张、压痛与反跳痛的部位、范围和程度。压痛最明显之处往往就是病变所在，是腹膜炎的客观体征。炎症早期或腹腔内出血表现为轻度腹肌紧张，较重的感染性病变如化脓性阑尾炎、肠穿孔表现为明显肌紧张。胃十二指肠、胆道穿孔时，腹壁可呈"板状腹"，但随着时间延长，腹腔内渗液增加而使腹膜刺激征反而减轻。注意年老体弱、肥胖、小儿或休克患者，腹膜刺激征常较实际为轻。

3. 叩诊

先从无痛区开始，叩痛最明显处常是病变部位。肝浊音界消失提示胃肠道穿孔致膈下游离气体。移动性浊音提示腹腔积液或积血。

4. 听诊

判断胃肠蠕动功能，一般选择脐周听诊。肠鸣音活跃、音调高、有气过水音提示机械性肠梗阻。肠鸣音消失或减弱多见于急性腹膜炎、血运性肠梗阻和肠麻痹。上腹部振水音可能提示幽门梗阻或胃扩张。

（五）辅助检查

1. 实验室检查

（1）血常规：白细胞总数和中性粒细胞百分比增多提示感染性疾病；血红蛋白及红细胞进行性减少提示有活动性出血可能。

（2）尿常规：尿中大量红细胞提示肾绞痛、泌尿系肿瘤和损伤，白细胞增多提示感染。糖尿病酮症酸中毒可见尿糖、尿酮体阳性。

（3）大便常规：糊状或水样便，含少量红、白细胞可能为细菌性食物中毒引起的急性肠炎；黏液脓血便提示痢疾可能；血便提示有消化道出血；大便隐血试验阳性提示消化道肿瘤。

（4）血生化：血、尿或腹腔积液淀粉酶增高常是急性胰腺炎；血肌酐、尿素氮升高提示肾功能不全；人绒毛膜促性腺激素有助于异位妊娠诊断。

2. X 线检查

胸部 X 线检查可显示肺、胸膜及心脏病变；腹部透视和摄片检查如发现膈下游离气体，提示胃肠穿孔；肠内有气液平面，肠腔内充气较多，提示肠梗阻；怀疑有尿路病变可摄腹部 X 线平片或作静脉肾盂造影。

3. 超声检查

对肝、胆、胰、脾、肾、输尿管、阑尾、子宫及附件、膀胱等形态、大小、占位病变、结石、异位妊娠、腹腔积液、腹腔内淋巴结及血管等病变等均有较高的诊断价值，是首选检查方法。在超声指引下进行脓肿、腹腔积液及积血等穿刺抽液。

4. 内镜检查

包括胃镜、十二指肠镜、胆道镜、小肠镜和结肠镜等，对急性腹痛的诊断具有极其重要的意义。在明确消化道出血的病因同时可行内镜下止血或病灶切除。

5. CT 检查

对病变定位、定性有很大价值。其优点是不受肠管内气体的干扰。CT 是评估急腹症的又一个安全、无创而快速有效的方法，特别是对判断肝胆胰等实质性脏器病变、十二指肠和主动脉病变较超声检查更具优势。PET-CT 检查对肿瘤的诊断更加敏感。

6. 直肠指检

盆位阑尾炎可有右侧直肠壁触痛，盆腔脓肿或积血可使直肠膀胱凹窝呈饱满感、触痛。

7. 其他检查

怀疑腹腔有积液或出血，可进行腹腔诊断性穿刺，吸取液体进行常规检查和细胞学检查，可以确定病变性质；阴道后穹隆穿刺主要用于判断异位妊娠破裂出血、盆腔脓肿或盆腔积液；40 岁以上患者，既往无慢性胃病史，突然发作上腹痛应常规做心电图，以识别有无心脏及心包病变。

（六）分度

急性腹痛按病情严重程度可分为以下三类。

1. 危重

先救命后治病。患者出现呼吸困难、脉搏细弱、严重贫血貌，如腹主动脉瘤破裂、异位妊娠破裂合并重症休克，应立即实施抢救。

2. 重

配合医生诊断与治疗。患者持续腹痛伴器官功能障碍，如消化道穿孔、绞窄性肠梗阻、卵巢囊肿蒂扭转等，应配合医生尽快完成各项相关检查，纠正患者一般情况，准备急诊手术和相关治疗。

3. 普通

但可能存在潜在危险性。通常患者体征平稳，可按常规程序接诊，细致观察，及时发现危及生命的潜在病因，如消化道溃疡、胃肠炎等，也可能有结石、恶性肿瘤的可能性。需要强调的是，面对每一例腹痛患者，均需重视并优先排查。

四、救治原则

急性腹痛的病因虽然不同，但救治原则基本相似，即挽救生命、减轻痛苦、积极对因治疗和预防并发症。

1. 手术治疗

手术是急腹症的重要治疗手段，如肠梗阻、内脏穿孔或出血、急性阑尾炎等病因明确，有手术指征者，应及时手术治疗。

2. 非手术治疗

主要适用于病因未明而腹膜炎症状不严重的患者，给予纠正水、电解质紊乱，抗感染，防治腹胀，防止休克等对症支持措施。对病因已明确而不需手术治疗、疼痛较剧烈的患者，应适当使用镇痛剂。

3. 不能确诊的急腹症患者

要遵循"四禁"原则，即禁食、禁灌肠、禁止痛、禁用泻药。经密切观察和积极治疗后，腹痛不缓解，腹部体征不减轻，全身状况无好转反而加重的患者可行剖腹探查，明确病因。

五、护理措施

1. 即刻护理措施

应首先处理能威胁生命的情况，如腹痛伴有休克应及时配合抢救，迅速建立静脉通路，及时补液纠正休克。如有呕吐头应偏向一侧，以防误吸。对于病因明确者，遵医嘱积极做好术前准备。对于病因未明者，遵医嘱暂时实施非手术治疗措施。

2. 控制饮食及胃肠减压

对于病情较轻且无禁忌证者，可给予少量流质或半流质饮食。病因未明或病情严重者，必须禁食。疑有空腔脏器穿孔、破裂，腹胀明显或肠梗阻患者须行胃肠减压，应注意保持引流通畅，观察与记录引流液的量、色和性状，及时更换减压器。

3. 补液护理

遵医嘱给予输液，补充电解质和能量合剂，纠正体液失衡，并根据病情变化随时调整补液方案和速度。

4. 遵医嘱给予抗生素控制感染

急腹症多为腹腔内炎症和脏器穿孔引起，多有感染，是抗生素治疗的确定指征。一般首先给予经验性用药，宜采用广谱抗生素，且主张联合用药。待细菌培养，明确病原菌及药敏后，尽早采用针对性用药。

5. 严密观察病情变化

观察期间要注意病情演变，综合分析，特别是对病因未明的急性腹痛患者，严密观察是极为重要的护理措施。观察内容如下。

（1）意识状态及生命体征。

（2）腹痛部位、性质、程度、范围以及腹膜刺激征的变化和胃肠功能状态（饮食、呕吐、腹胀、排便、肠蠕动、肠鸣音等）。

（3）全身情况及重要脏器功能变化。

（4）腹腔异常，如腹腔积气、积液、肝浊音界变化和移动性浊音。

（5）新的症状与体征出现等。

6. 对症处理

如腹痛病因明确者，遵医嘱及时给予解痉镇痛药物。但使用止痛药物后应严密观察腹痛等病情变化，病因未明时禁用镇痛剂。高热者可给予物理降温或药物降温。

7. 卧床休息

尽可能为患者提供舒适体位。一般状况良好或病情允许时宜取半卧位或斜坡卧位。注意经常更换体位，防止压疮等并发症。

8. 稳定患者情绪，做好心理护理

急性腹痛往往给患者造成较大的恐惧，因此，应注意对患者及其家属做好解释安慰工作，对患者的主诉采取同情性倾听，减轻焦虑，降低患者的不适感。

9. 术前准备

对危重患者应在不影响诊疗前提下尽早做好必要的术前准备，一旦治疗过程中出现手术指征，立刻完善术前准备，送入手术室。

（李　洁）

第三节 脑卒中

脑卒中，是指由于急性脑循环障碍所致的局限或全面脑功能缺损综合征，分为缺血性脑卒中和出血性脑卒中。缺血性脑卒中（IS），又称脑梗死（CI），是指各种原因所致脑部血液供应障碍，导致局部脑组织缺血、缺氧性坏死，出现相应神经功能缺损的一类临床综合征，是最常见的脑卒中类型，占全部脑卒中的60%~80%。按病理机制可将脑梗死分为脑血栓形成、脑栓塞和腔隙性脑梗死。其中，脑血栓形成和脑栓塞是急诊科常见的脑血管急症。出血性脑卒中，也称脑出血（ICH），是指非外伤性脑实质内出血，占全部脑卒中的20%~40%，根据出血部位不同可分为脑出血和蛛网膜下腔出血。

一、病因与发病机制

脑卒中的危险因素包括高血压、细菌性心内膜炎、高脂血症、糖尿病、吸烟、口服避孕药和房颤等。脑血栓形成的常见病因是动脉粥样硬化和动脉炎。脑栓塞按栓子来源不同可分为心源性、非心源性和来源不明三类，其中60%~75%的栓子为心源性，如心房纤颤时附壁血栓脱落形成的栓子、心肌梗死形成的附壁血栓、心脏外科手术体外循环产生的栓子等。脑梗死最常见病因为脑动脉粥样硬化，其次为脑动脉炎、高血压、糖尿病和血脂异常等。80%以上的脑出血是由高血压性脑内细小动脉病变引起，其他病因有动-静脉血管畸形、脑动脉瘤、血液病、抗凝或溶栓治疗等。蛛网膜下腔出血的常见病因是颅内动脉瘤。

二、病情评估

（一）初步评估

分诊护士对于疑似脑卒中的患者必须立即进行迅速评估和分诊，评估时可使用卒中量表，如美国辛辛那提院前卒中量表（CPSS），其中出现CPSS中的1个异常结果，表示卒中的概率为72%。如果出现所有3个异常结果，则表示卒中的概率大于85%。

（二）卒中严重程度评估

卒中严重程度的评估可以使用美国国立卫生研究院卒中量表（NIHSS）（表4-1），NIHSS用于评估有反应的卒中患者，是目前世界上较为通用、简明易行的脑卒中评价指标，根据详细的神经学检查，有效测量卒中的严重程度。

表4-1 美国国立卫生研究院卒中量表（NIHSS）

项目	评分标准（UN = untestable，无法检测）
1a. 意识水平	0 = 清醒；1 = 嗜睡；2 = 昏睡；3 = 昏迷
1b. 意识水平提问（月份，年龄）	0 = 均正确；1 = 1项正确、构音障碍/气管插管/语言障碍；2 = 均不正确或失语
1c. 意识水平指令（握手，闭眼）	0 = 均正确；1 = 1项正确；2 = 均不正确
2. 凝视	0 = 正常；1 = 部分凝视麻痹；2 = 被动凝视或完全凝视麻痹
3. 视野	0 = 正常；1 = 部分偏盲；2 = 完全偏盲；3 = 双侧偏盲，双盲，包括皮质盲

项目	评分标准（UN = untestable，无法检测）
4. 面瘫	0 = 正常；1 = 轻瘫；2 = 部分（面下部区域）；3 = 完全（单或双侧）
5. 上肢运动（两侧分开计分）	0 = 上举 90°或 45°能坚持 10 秒；1 = 上举 90°或 45°但不能坚持 10 秒；2 = 上举不能达 90°或 45°就下落；3 = 不能抵抗重力，立刻下落；4 = 无运动；UN = 截肢或关节融合
6. 下肢运动（两侧分开计分）	0 = 抬起 30°能坚持 5 秒；1 = 抬起 30°但 5 秒末下落；2 = 5 秒内下落；3 = 立刻下落；4 = 无运动；UN = 截肢或关节融合
7. 肢体共济失调	0 = 无共济失调；1 = 一侧有；2 = 两侧均有；3 = 麻痹，截肢或关节融合
8. 感觉	0 = 正常；1 = 轻到中度感觉缺失；2 = 重度到完全感觉缺失，四肢瘫痪，昏迷无反应
9. 语言	0 = 正常；1 = 轻到中度失语；2 = 严重失语；3 = 哑或完全失语，昏迷无反应
10. 构音障碍	0 = 正常；1 = 轻到中度，能被理解，但有困难；2 = 哑或严重构音障碍；UN = 气管插管/无法检测
11. 消退和不注意（以前为忽视）	0 = 正常；1 = 视/触/听/空间/个人忽视，或对双侧刺激消失；2 = 严重的偏身忽视或一种以上的忽视

注：1. 评分范围为 0～42 分，分数越高，神经受损越严重。分级如下：0～1 分，正常或近乎正常；1～4 分，轻度卒中/小卒中；5～15 分，中度卒中；15～20 分，中至重度卒中；21～42 分，重度卒中。2. 基线评估 > 16 分的患者很有可能死亡，< 6 分者很有可能恢复良好；每增加 1 分，预后良好的可能性降低 17%。

脑干和小脑大量出血的患者病情较危重。脑干出血尤其是脑桥出血预后很差，多在 48 小时内死亡。小脑大量出血病情进展迅速，因血肿压迫脑干发生枕骨大孔疝而死亡。

（三）临床表现

脑卒中的患者可有如下症状和体征。

（1）原因不明的突发剧烈头痛。

（2）眩晕，失去平衡或协调性。

（3）恶心、呕吐。

（4）一侧脸部、手臂或腿突然乏力或麻木。

（5）不同程度的意识障碍。

（6）双侧瞳孔不等大。

（7）说话或理解有困难。

（8）偏瘫。

（9）吞咽困难或流涎等。

（四）病情判断

由于出血性脑卒中和缺血性脑卒中在治疗上有显著的不同，出血性卒中的患者禁忌给予抗凝和纤溶治疗，而缺血性脑卒中在症状出现后 3 小时内可以提供静脉溶栓疗法，应注意早期识别脑卒中，并对出血性和缺血性脑卒中进行鉴别。

三、救治原则

急诊总体救治原则是保持呼吸道通畅，维持生命体征，减轻和控制颅脑损伤，预防与治疗各种并发症，并尽可能地提高患者的康复率与生存质量，防止复发。

1. 具体救治原则

（1）出血性脑卒中救治原则：安静卧床，保持呼吸道通畅，脱水降颅压，调整血压，防治继续出血，加强护理，防治并发症。当病情严重致颅内压过高，内科保守治疗效果不佳时，应及时进行外科手术治疗。

（2）缺血性脑卒中救治原则：脑血栓形成的急诊处理包括维持生命体征、处理并发症和溶栓、抗凝治疗等。

2. 溶栓治疗

急性期早期溶栓治疗可以降低死亡率、致残率，保护神经功能。

（1）静脉溶栓治疗。

1）适应证：①年龄 18~80 岁；②临床确诊为缺血性卒中，神经功能障碍明显；③症状开始出现至静脉溶栓干预开始时间 <4.5 小时；④脑 CT 等影像学检查已排除脑出血；⑤患者或其家属已签署知情同意书。

2）禁忌证：①脑 CT 证实颅内出血；②近 3 个月内有颅内手术、脑卒中或脑外伤史，3 周内有胃肠道或泌尿系统出血史，2 周内有外科手术史，1 周内有腰穿或动脉穿刺史；③有出血或明显出血倾向者；④血糖 <2.7 mmol/L，血压 ≥180/110 mmHg；⑤CT 显示低密度 > 1/3 大脑中动脉供血区。

3）并发症：梗死灶继发性出血或身体其他部位出血。

（2）动脉溶栓治疗：对大脑中动脉等大动脉闭塞引起的严重卒中患者，可在 DSA 直视下进行动脉溶栓治疗。动脉溶栓的适应证、禁忌证和并发症与静脉溶栓基本相同。

3. 抗血小板治疗

未行溶栓的急性脑梗死患者可在 48 小时之内应用抗血小板聚集剂，如阿司匹林和氯吡格雷，降低死亡率与复发率。但在溶栓后 24 小时内不应使用。

4. 抗凝治疗

主要包括肝素、低分子肝素和华法林。一般不推荐急性缺血性卒中后应用。

5. 神经保护治疗

脑保护剂包括自由基清除剂、阿片受体阻断药、钙通道阻滞药等，可降低脑代谢、减轻缺血性脑损伤。此外，早期应用头部或全身亚低温治疗也可降低脑代谢和脑耗氧量，减轻神经元损伤。

6. 对症治疗

维持生命体征和处理高血压、高血糖、脑水肿等并发症。

四、护理措施

1. 即刻护理措施

（1）立即给予患者卧床，避免情绪激动；床头可抬高 30°，减轻脑水肿。

（2）保持呼吸道通畅，给氧，及时清除口腔内分泌物和呕吐物，舌后坠者予以口咽通气道协助通气，必要时做好气管插管或气管切开的准备。

（3）心电监护，密切观察患者的生命体征、意识、瞳孔及肢体变化，评估是否有意识障碍加重、血压升高、瞳孔不等大、呕吐等再出血及颅内压增高表现，是否并发心肌梗死或心律失常。

（4）建立静脉通路，遵医嘱准确给药及正确留取血液标本进行血常规、出凝血时间、血糖等检查。

（5）对烦躁不安者，予以床挡，必要时给予保护性约束，防止坠床。

（6）迅速协助完成神经病学检查、12 导联心电图检查和脑 CT 扫描。

2. 降低颅内压护理

遵医嘱应用脱水药，通常使用 20% 甘露醇、呋塞米等药物。20% 甘露醇为高渗性液体，应选择粗大的上肢静脉输注，保证在 15 ~ 30 分钟内滴完，并注意保护血管及局部组织，防止外渗。密切观察瞳孔、血压、尿量的变化，监测肾功能和血液电解质浓度，动态评估用药效果及药物不良反应。

3. 调整血压护理

急性期血压升高是对颅内压升高的一种代偿反应，一般不需紧急处理，但过高的血压增加再出血的风险。一般来说，当收缩压 > 200 mmHg，或平均动脉压 > 150 mmHg 时，应积极控制血压：遵医嘱静脉应用降压药物时，需使用输液泵严格控制给药速度，加强血压监测，并随时根据血压调整滴速，以免血压下降过快导致脑低灌注。此外，血压升高也可因躁动、气道梗阻、膀胱充盈等因素引起，需注意去除这些诱因。

4. 溶栓治疗的护理

严格按医嘱剂量给药，密切观察患者有无出血倾向，如头痛、呕吐、意识障碍加重等脑出血症状，以及牙龈、皮肤黏膜、穿刺部位、消化道出血征象，遵医嘱复查凝血时间、头部 CT，评价溶栓效果及病情变化。

5. 并发症护理

（1）高血糖：当血糖 > 10 mmol/L 时，应遵医嘱予以胰岛素治疗，将血糖控制在 7.8 ~ 10 mmol/L，注意监测血糖，避免低血糖。

（2）心脏损伤：动态心电监测，随时做好检查心肌损伤标志物的准备，及时发现和治疗心脏损伤。

（3）上消化道出血：密切观察患者有无消化道出血征象，遵医嘱采取预防性措施。

6. 物理降温护理

出血性脑卒中急性期发热较多见，降低体温，使脑代谢率降低、耗氧量减少，有利于保护脑细胞和减轻脑水肿。可用头枕冰袋、戴冰帽、睡冰毯进行物理降温，最好使体温保持在 32 ~ 36℃。

7. 加强基础护理

昏迷患者应及时清除口腔和气管内分泌物，防止反流、误吸等，采取翻身、叩背等排痰措施，加强口腔护理，预防肺部感染。加强皮肤护理，预防压疮。保持肢体功能位置。做好尿管和会阴护理，防止尿路感染。

8. 做好术前准备及转运护理

当病情危重致颅内压过高，内科保守治疗效果不佳时，及时完善外科手术治疗的准备。需住院治疗的患者，应做好入院转运前的各项准备工作，保障转运途中患者安全，按要求做好交接工作。

（李　洁）

第四节　严重心律失常

心律失常是指心脏冲动的频率、节律、起源部位、传导速度或激动次序的异常。心律失常按其发生原理，可分为冲动形成异常和冲动传导异常，按照心律失常发生时心率的快慢，将其分为快速性心律失常与缓慢性心律失常两大类。快速性心律失常是指心率 >100 次/分，缓慢性心律失常是指心率 <60 次/分；可导致临床症状的快速性心律失常通常心率≥150 次/分，缓慢性心律失常通常心率≤50 次/分。心室率过快或过慢，均可使心脏有效射血功能不全，血流动力学不稳定而导致生命危险。可以迅速导致晕厥、心绞痛、心力衰竭、休克甚至心搏骤停的心律失常称为严重心律失常或危险性心律失常。严重心律失常是临床常遇到的一种急危重症，如果不能及时识别和处理，患者可在短期内死亡。如快速性心律失常中的心室颤动（VF）、室性心动过速（VT）、尖端扭转型室性心动过速（TdP）、心房颤动（AF）、室上性心动过速（SVT）等；还有缓慢性心律失常中的二度 Ⅱ 型房室传导阻滞和三度房室传导阻滞。

本节主要针对急诊常见的严重心律失常进行讨论。

一、病因与发病机制

严重心律失常有许多潜在的病因，可由下列病理状况引起。

（1）器质性心脏病变：如急性冠脉综合征、心肌病、先天性心脏病、病态窦房结综合征等。

（2）药物中毒：如洋地黄、奎尼丁、胺碘酮等中毒。

（3）电解质紊乱：如低血钾、高血钾、低血镁等。

（4）长 QT 综合征等。

心律失常的发生机制包括冲动形成的异常和（或）冲动传导的异常。窦房结、结间束、冠状窦口附近、房室结的远端和希氏束-浦肯野系统等处的心肌细胞均具有自律性。自主神经系统兴奋性改变或内在的病变，均可导致不适当的冲动发放。此外，原来无自律性的心肌细胞，如心房细胞、心室肌细胞，也可在病理状态下出现异常自律性。冲动传导异常可以产生折返，折返是快速性心律失常的最常见发病机制。

二、病情评估

（一）评估程序

1. 初步评估

评估任何严重心律失常患者的第一步是确定是否存在脉搏。如果没有脉搏，立即进行心肺复苏。如果存在脉搏，判断患者血流动力学状态是稳定还是不稳定，血流动力学不稳定的心律失常往往需要立即处理。

2. 进一步评估

快速性心律失常患者血流动力学稳定时，评估心电图，确定 QRS 波是宽还是窄，是规则还是不规则。规则的窄 QRS 波（<0.12 秒）心动过速常为室上性心动过速。规则的宽 QRS 波（>0.12 秒）心动过速可能为室性心动过速。快速心房颤动可表现为不规则的窄

QRS 心动过速。伴随差异性传导的心房颤动、预激综合征伴心房颤动、尖端扭转型室速等也可表现为不规则的宽 QRS 心动过速。

（二）健康史评估

询问患者是否曾经有心律失常、器质性心脏病、心悸、电解质紊乱等病史。病史采集通常能帮助判断。

（1）心律失常的存在及其类型。

（2）心律失常的诱发因素，如烟、酒、咖啡、运动及精神刺激等。

（3）心律失常发作的频繁程度、起止方式。

（4）心律失常对药物和非药物治疗的反应。

（三）临床表现

评估患者有无心悸、头晕、乏力、胸闷等症状。如果患者出现晕厥、持续胸痛、低血压或其他休克征象则为血流动力学不稳定状态，这种状态是指可能有重要器官受损或有发生心搏骤停的危险。

（四）辅助检查

1. 心电图检查

（1）室上性心动过速：①频率大多在 160 ~ 250 次/分，节律规则；②P 波形态异常，P-R >0.12 秒者为房性，P 波呈逆行性（Ⅱ、Ⅲ、aVF 导联倒置，aVR 导联直立）或 P-R < 0.12 秒者为房室交界性，多数情况下 P 波与 T 波融合，无法辨认；③QRS 波群形态和时限正常，若伴有预激综合征、室内差异性传导或束支传导阻滞时，QRS 波群可呈宽大畸形（图 4-1）。

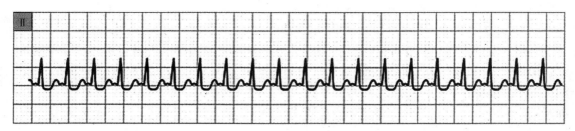

图 4-1　室上性心动过速

（2）心房颤动：P 波消失，代之以形态、间隔及振幅均绝对不规则的 f 波，频率 350 ~ 600 次/分；R-R 间期绝对不等，心室率通常为 100 ~ 160 次/分；QRS 波群形态一般正常，当心室率过快时，发生室内差异性传导时，QRS 波群可增宽变形（图 4-2）。

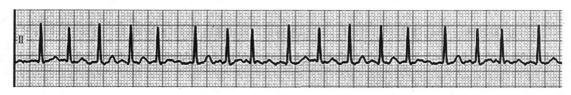

图 4-2　心房颤动

（3）室性心动过速：心电图表现为 3 个或 3 个以上的室性期前收缩连续出现；宽大畸形 QRS 波群，时限超过 0.12 秒；ST-T 波方向与 QRS 波主波方向相反；心室率通常为100～250 次/分；心律规则，也可略不规则，常呈现房室分离。根据发作时 QRS 波群形态，又可分为单形性室速和多形性室速（图 4-3）。

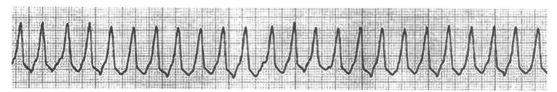

图 4-3　室性心动过速

（4）尖端扭转型室性心动过速：心电图表现 QRS 波群的振幅与波峰围绕等电位线上下扭转，呈周期性改变，频率为 200～250 次/分，QT 间期通常超过 0.5 秒，u 波显著（图 4-4）。

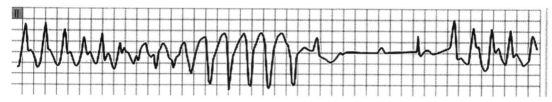

图 4-4　尖端扭转型室性心动过速

（5）心室颤动：心电图表现为 P 波、QRS 波、T 波均消失，呈形态、振幅各异的不规则心电波形，频率为250～500 次/分（图 4-5）。

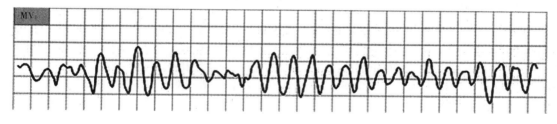

图 4-5　心室颤动

（6）二度 Ⅱ 型房室传导阻滞：心电图表现为 P-R 间期恒定，间断或周期性出现 P 波后 QRS 波脱落，下传搏动的 PR 间期大多正常；阻滞位于希氏束-浦肯野系统，QRS 波群增宽，形态异常（图 4-6）。

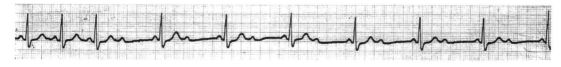

图 4-6　二度 Ⅱ 型房室传导阻滞

（7）三度房室传导阻滞：①P-P 间期和 R-R 间期有各自的规律性，P 波与 QRS 波群无传导关系；②P 波频率较 QRS 波群频率为快；③心室起搏点位于希氏束及其近邻，QRS 波群正常，为交界逸搏心律，心室率为 40 ~ 60 次/分；若位于室内传导系统的远端，则 QRS 波群增宽，为室性逸搏心律，心室率可低至 40 次/分以下，心室律常不稳定（图 4-7）。

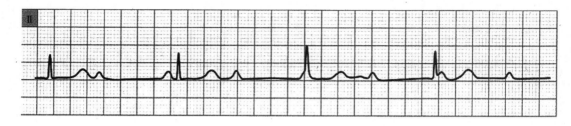

图 4-7　三度房室传导阻滞

2. 动态心电图检查

连续记录患者 24 小时的心电图有以下作用。

（1）了解心悸与晕厥等症状的发生是否与心律失常有关。

（2）明确心律失常发作与日常活动的关系及昼夜分布特征。

（3）协助评价抗心律失常药物的疗效等。

3. 心脏超声检查

可以协助诊断有无器质性心脏病，如心肌病、先天性心脏病、急性心肌梗死等。

4. 实验室检查

有助于明确心律失常的病因，判断是否有低血钾、高血钾、低血镁等离子紊乱，检查心肌生化标志物，协助急性心肌梗死的诊断。

（五）病情严重程度评估

心律失常的严重程度主要取决于心律失常类型、心率快慢、持续时间、有无血流动力学变化及潜在心脏疾病。如阵发性室上性心动过速严重程度取决于心率快速程度与持续时间。心房颤动（简称房颤）病情的轻重取决于心室率的快慢，如快速房颤（心室率超过 120 次/分），患者出现心悸、胸闷等现象，则需要处理。心室率超过 150 次/分，患者可发生心绞痛与充血性心力衰竭。心室率超过 180 次/分，可能引起心室颤动。室性心动过速病情严重程度因发作时心率、持续时间、有无血流动力学变化而不同。非持续性室性心动过速（发作时间小于 30 秒，可自行终止）的症状和病情较轻微。持续性室性心动过速（发作时间超过 30 秒，需药物或电复律终止）常伴有明显血流动力学障碍与心肌缺血的症状。尖端扭转型室性心动过速是多形性室性心动过速的一个特殊类型，可进展为心室颤动和猝死。心室颤动是心室静止前的心电图征象，临床表现为意识丧失、抽搐、呼吸停止甚至死亡。三度房室传导阻滞的症状取决于心率的快慢与伴随的基础病变，心室率过低（＜40 次/分）时，患者有发生晕厥的危险。

三、救治原则

尽快终止心律失常，改善血流动力学状态，积极治疗原发病。根据心律失常的种类以及血流动力学状态可给予气道、呼吸和循环支持，必要时进行药物治疗、起搏、电复律等处理。

四、护理措施

1. 即刻护理措施

（1）立即协助患者采取舒适、安静卧位休息。

（2）保持气道通畅，存在低氧血症时，给予氧气吸入，保证血氧饱和度≥94%。

（3）立即描记12导联心电图，协助心律失常的诊断。

（4）对严重心律失常的患者，按医嘱给予心电监护，注意电极位置应避开电复律的电极板放置区域和心电图胸导联位置。

（5）除颤器置于患者床旁，呈完好备用状态。

2. 严密病情观察

注意了解引发心律失常的原因、发作时的症状、持续时间及患者发作时的心理状态。当患者主诉头晕、乏力时，应注意观察患者是否伴有血流动力学不稳定。当患者出现胸痛、胸闷甚至心绞痛发作时，说明冠状动脉灌注减少。如果出现呼吸困难，说明患者可能出现心力衰竭。如果患者出现头痛、恶心、肢体活动及语言障碍、下肢疼痛，应高度警惕患者发生了血栓栓塞事件。应对患者的主诉给予高度的重视，为尽快救治患者提供最佳的时机。

3. 用药护理

遵医嘱及时、正确使用抗心律失常药物。应用抗心律失常药物时，应注意获取基线生命体征数据，观察药物的疗效和不良反应。

4. 持续心电、血压监护

给予心电、血压监护，严密监测心率、心律和血压的变化。如出现以下变化，应及时与医生联系，随时做好急救处理的准备。

（1）心率：低于50次/分或大于150次/分。

（2）心律：①频发室性期前收缩（每分钟5次以上），或室性期前收缩呈二联律；②连续出现2个以上多源性室性期前收缩，或反复发作的短阵室速；③室性期前收缩落在前一搏动的T波之上（R on T现象）；④室颤；⑤不同程度的房室传导阻滞。

（3）低血压：收缩压低于90 mmHg，脉压小于20 mmHg。

（4）阿-斯综合征：患者突然意识丧失、昏迷或抽搐、心音消失、血压测不到、呼吸停止或发绀、瞳孔散大。

5. 电复律治疗与护理

对血流动力学不稳定的异位性快速心律失常或心室颤动，应配合医生紧急进行直流电复律或除颤。电复律后应严密监测心率、心律的变化，如有异常及时配合医生处理。

6. 介入治疗准备

及时按医嘱做好心脏起搏、导管射频消融治疗的准备工作。

7. 健康宣教

（1）病因预防：注意劳逸结合、生活规律，保证充足的休息和睡眠，避免过多摄入浓咖啡、浓茶等。

（2）用药：遵医嘱服用抗心律失常药物，不能擅自增减药物，如有异常及时就诊。

（3）自我监测病情：学会测量脉搏的方法，了解心律失常的相关症状，进行自我监测。

（4）定期复查心电图，及早发现病情变化并及时就诊。

（姜晓艺）

第五节　肝性脑病

肝性脑病（HE）过去称肝昏迷，是肝脏严重受损引起的以代谢紊乱为基础、中枢神经系统功能失调的综合征，主要临床表现是意识障碍、行为异常和昏迷。

一、病因

大部分肝性脑病是由各型肝硬化引起，小部分肝性脑病见于各类肝病的急性期或暴发性肝功能衰竭阶段。肝性脑病常有明显的诱因，如上消化道出血、大量排钾利尿、放腹腔积液、高蛋白饮食、催眠镇静药、麻醉药、便秘、尿毒症、外科手术和感染等。

二、发病机制

肝性脑病的发病机制迄今未完全明了。一般认为，产生肝性脑病的病理生理基础是肝细胞功能衰竭和门腔静脉之间有手术造成或自然形成的侧支分流。主要是来自肠道的许多毒性代谢产物，未被肝脏解毒和清除，经侧支进入体循环，透过血脑屏障而至脑部，引起大脑功能紊乱。肝性脑病的体内代谢紊乱是多方面的，是多种因素综合作用的结果。但含氮物质、蛋白质、氨基酸、氨、硫醇的代谢障碍和抑制性神经递质的积聚可能起主要作用。糖和水、电解质代谢紊乱以及缺氧可干扰大脑的能量代谢而加重脑病。脂肪代谢异常，特别是短链脂肪酸的增多也起重要作用。

三、病情评估

（一）临床表现

肝性脑病的临床表现包括以下两类。

1. 意识障碍

出现妄想、幻觉、精神错乱、精神恍惚，继而定向力和睡眠倒错，最后出现木僵、昏睡，昏迷逐步加深，最后死亡，也有狂躁再转为抑制状态者。

2. 行为运动异常

情绪低沉、衣冠不整、哭笑无常、随处便溺、讲话缓慢和口齿不清、理解力减退、书写错误、不能完成简单计算及智力活动（如用火柴棒摆五角星）等。特征性表现是扑翼样震颤，也称肝震颤，即嘱患者双臂平伸，手指分开，可见双手向外侧偏斜，掌指关节和腕关节有快速不规则的扑翼样抖动。患者肌张力增高，腱反射亢进，甚至出现四肢屈曲和面肌抽搐。此外，患者呼气中具有特殊的肝臭味。

（二）病情分期

一般根据意识障碍程度、神经系统表现和脑电图改变，将肝性脑病自轻微的精神改变到深昏迷分为 4 期。

一期（前驱期）：轻度性格改变和行为失常，例如，欣快激动或淡漠少言，衣冠不整或随地便溺。应答尚准确，但吐词不清且较缓慢，可有扑翼样震颤，脑电图多数正常，此期历时数日或数周，有时症状不明显，易被忽视。

二期（昏迷前期）：以意识错乱、睡眠障碍、行为失常为主。前一期的症状加重，定向力和理解力均减退，不能完成简单的计算和智力构图。言语不清、书写障碍、举止反常也很常见。多有睡眠时间倒错，昼睡夜醒，甚至有幻觉、恐惧、狂躁，而被看成一般精神病。此期患者有明显神经体征，如腱反射亢进、肌张力增高、踝痉挛及阳性 Babinski 征等。此期扑翼样震颤存在，脑电图有特征性异常。患者可出现不随意运动及运动失调。

三期（昏睡期）：以昏睡和精神错乱为主，各种神经体征持续或加重，大部分时间患者呈昏睡状态，但可以唤醒。醒时尚可应答问话，但常有神志不清和幻觉。扑翼样震颤仍可引出。肌张力增加，四肢被动运动常有抗力。

四期（昏迷期）：神志完全丧失，不能唤醒。浅昏迷时，对疼痛刺激和不适体位尚有反应，腱反射和肌张力仍亢进；由于患者不能合作，扑翼样震颤无法引出。深昏迷时，各种反射消失，肌张力降低，瞳孔常散大，可出现阵发性惊厥、踝阵挛和换气过度。脑电图明显异常。

以上各期临床表现可有重叠，病情发展或经治疗好转时程度可进级或退级。

四、救治原则

肝性脑病目前尚无特效疗法，治疗应采取综合措施。

1. 消除诱因

某些因素可诱发或加重肝性脑病。肝硬化时，药物在体内半衰期延长，廓清减少，脑病患者大脑的敏感性增加，多数不能耐受麻醉、镇痛、安眠、镇静等类药物，如使用不当，可出现昏睡，直至昏迷。当患者狂躁不安或有抽搐时，禁用吗啡及其衍生物、副醛、水合氯醛、哌替啶及速效巴比妥类，可减量使用（常量的 1/2 或 1/3）地西泮、东莨菪碱，并减少给药次数。必须及时控制感染和上消化道出血，避免快速和大量排钾利尿和放腹腔积液。注意纠正水、电解质和酸碱平衡失调。

2. 减少肠内毒物的生成和吸收

（1）饮食调摄：开始数日内禁食蛋白质。每日供给热量 1 200 ~ 1 600 kcal 和足量维生素，以糖类为主要食物，昏迷不能进食者可经鼻胃管供食。三、四期患者应禁止从胃肠道补充蛋白质，可鼻饲或静脉注射 25% 葡萄糖注射液，每日可进 3 ~ 6 g 必需氨基酸。胃不能排空时应停鼻饲，改用深静脉插管滴注 25% 葡萄糖注射液维持营养。在大量输注葡萄糖的过程中，必须警惕低钾血症、心力衰竭和脑水肿。神志清楚后，可逐步增加蛋白质至 40 ~ 60 g/d，最好用植物蛋白，植物蛋白含蛋氨酸、芳香族氨基酸较少，含支链氨基酸较多，且能增加粪氮排泄。此外，植物蛋白含非吸收性纤维，被肠菌酵解产酸有利于氨的排除，且有利通便，故适用于肝性脑病患者。

（2）灌肠或导泻：清除肠内积食、积血或其他含氮物质，可用生理盐水或弱酸性溶液（如稀醋酸液）灌肠，或口服或鼻饲 25% 硫酸镁 30 ~ 60 mL 导泻。

（3）抑制细菌生长：口服新霉素 2 ~ 4 g/d 或选服巴龙霉素、卡那霉素、氨苄青霉素均有效。长期服新霉素的患者中少数出现听力或肾功能减损，故服用新霉素不宜超过 1 个月。

口服甲硝唑 0.2 g，每日 4 次，疗效和新霉素相同，适用于肾功能不良者。乳果糖口服后在结肠中被细菌分解为乳酸和醋酸，使肠腔呈酸性，从而减少氨的形成和吸收。对忌用新霉素或需长期治疗的患者，乳果糖或乳山梨醇为首选药物。近年发现，乳糖在乳糖酶缺乏人群的结肠中，经细菌发酵产酸后也降低粪便 pH，减少氨含量，用以治疗肝性脑病，效果和乳果糖相同，但价格较便宜。

3. 促进有毒物质的代谢消除，纠正氨基酸代谢紊乱

（1）降氨药物：①谷氨酸钾和谷氨酸钠加入葡萄糖注射液中静脉滴注，每日 1～2 次。谷氨酸钾、钠比例视血清钾、钠浓度和病情而定，尿少时少用钾剂，明显腹腔积液和水肿时慎用钠剂；②精氨酸可促进尿素循环而降低血氨，10～20 g/d 加入葡萄糖注射液中静滴 1 次，药呈酸性，适用于血 pH 偏高的患者。降氨药对慢性反复发作的门体分流性脑病疗效较好，对重症肝炎所致的急性肝昏迷无效；③苯甲酸钠可与肠内残余氮质，如甘氨酸或谷氨酰胺结合，形成马尿酸，经肾脏排出，从而降低血氨；治疗急性门体分流性脑病的效果与乳果糖相当；剂量为每日 2 次，每次口服 5 g；④苯乙酸与肠内谷氨酰胺结合，形成无毒的马尿酸经肾排泄，也能降低血氨浓度；⑤鸟氨酸-a-酮戊二酸和鸟氨酸门冬氨酸均有显著的降氨作用。

（2）支链氨基酸：口服或静脉输注以支链氨基酸为主的氨基酸混合液，在理论上可纠正氨基酸代谢的不平衡，抑制大脑中假神经递质的形成，但对门体分流性脑病的疗效尚有争议。支链氨基酸比一般食用蛋白质所致昏迷作用较小，如患者不能耐受蛋白食物，摄入足量富含支链氨基酸的混合液对恢复患者的正氮平衡是有效和安全的。

（3）GABA/BZ 复合受体拮抗药：氟马西尼可以拮抗内源性苯二氮䓬所致的神经抑制。对三、四期患者有促醒作用且起效快，但维持时间短，通常在 4 小时之内。其采用的剂量为 0.5～1 mg 静脉注射或用 1 mg/h 持续滴注，对肝硬化伴发肝性脑病患者的症状有很大改善。

4. 肝移植

是治疗各种终末期肝病的一种有效手段。由于移植操作过程的改良和标准化，供肝保存方法和手术技术上的进步，以及抗排异的低毒免疫抑制剂的应用，患者在移植后的生存率已明显提高。

5. 其他对症治疗

（1）纠正水、电解质和酸碱平衡失调：每日入液总量以不超过 2 500 mL 为宜。肝硬化腹腔积液患者的入液量应加以控制（一般约为尿量加 1 000 mL），以免血液稀释、血钠过低而加重昏迷。及时纠正缺钾和碱中毒，缺钾者补充氯化钾；碱中毒者可用精氨酸盐溶液静脉滴注。

（2）保护脑细胞功能：用冰帽降低颅内温度，以减少能量消耗，保护脑细胞功能。

（3）保持呼吸道通畅：深昏迷者，可行气管切开，以利排痰和给氧。

（4）防治脑水肿：静脉滴注高渗葡萄糖、甘露醇等脱水剂，防治脑水肿。

（5）防治出血与休克：有出血倾向者，可静脉滴注维生素 K_1 或输鲜血，以纠正休克、缺氧和肾前性尿毒症。

（6）腹膜或血液透析：如氮质血症是肝性脑病的原因，可以采用腹膜或血液透析治疗。

五、护理措施

肝性脑病（肝昏迷）是肝功能衰竭的最终表现，在临床中如能及时发现、及时治疗预后尚好。所以患者家属及医院护理工作者应注重预见性护理，即寻找并清除诱因。

1. 病情观察

（1）观察患者的性格和行为变化：发病前有脾气、性格的改变，表现为烦躁、易怒、表情欣快或少言寡语。同时，患者伴有扑翼样震颤。尤其要观察夜间是否有睡眠颠倒、异常行为表现。当患者出现上述症状时，用与患者交谈的方式，了解患者的反应性和回答问题的能力（如家中有几口人？今年多大了？计算加减法），肝昏迷早期患者在回答这些简单问题时常出现错误或反应迟钝。

（2）观察患者有无诱因：发热、腹痛（腹膜炎）症状提示感染的发生；呕血、便血、黑便、皮肤紫癜提示出血；要准确记录24小时尿量，少尿、无尿提示肝肾综合征发生；头痛、烦躁、呼吸急促、血压升高提示可能有急性脑水肿。当患者出现肝昏迷前兆时，护理人员应及时报告医生，如果患者在家中出现前兆表现，家属应立即拨打120急救电话送医院治疗。

2. 饮食护理

昏迷前期开始数日内禁食蛋白质，供给足量维生素，以糖类为主要食物，昏迷不能进食者给予鼻饲流质饮食。

3. 安全防护

肝昏迷早期患者，可能会出现行为错乱、狂躁，可出现自伤或伤害他人的行为，护理人员要注意加强安全防护措施，并给患者的病床加床挡或保护带，以防坠床。

4. 口腔护理

对肝昏迷患者，每日用生理盐水擦洗口腔，及时清理呕吐物，保持患者的头部偏向一侧，防止发生窒息。

5. 皮肤护理

保持患者身体清洁，防止发生压疮。

6. 保持呼吸道通畅

对吸氧患者要保持鼻管通畅、清洁，经常翻身拍背做胸部体疗，避免吸入性肺炎和坠积性肺炎的发生。

7. 保持排便通畅，减少氨的吸收

每日了解排便情况，根据病情可用稀醋酸灌肠或口服乳果糖，每次20 g，每日3次，使肠腔内酸化减少氨的吸收，也是预防肝性脑病发生的措施之一。

8. 慎用安眠药，加强心理护理

疾病的困扰，心理上的烦恼，躯体上的不适往往影响患者睡眠，使病情加重，但应用安眠药又有可能诱发肝性脑病。因此，要做好耐心、细致的解释工作，减轻患者的心理负担，为患者创造舒适的休养环境。

（姜晓艺）

第六节　高血糖症与低血糖症

糖尿病（DM）是一组由多病因引起的以慢性高血糖为特征的代谢性疾病，是由于胰岛素分泌（或）作用缺陷所引起。典型的症状为"三多一少"，即多尿、多饮、多食及体重减轻。长期代谢紊乱可引起多系统及器官的功能减退及衰竭，成为致死或致残的主要原因；病情严重或应激时可发生急性严重代谢紊乱，如糖尿病酮症酸中毒、高血糖高渗状态、低血糖症等。

一、糖尿病酮症酸中毒

糖尿病酮症酸中毒（DKA）是由于体内胰岛素活性重度缺乏及升糖激素不适当增高，引起糖、脂肪和蛋白质代谢紊乱，以致水、电解质和酸碱平衡失调，出现以高血糖、酮症、代谢性酸中毒和脱水为主要表现的临床综合征。是糖尿病的急性并发症，也是内科常见的危象之一。

（一）病因与发病机制

1 型糖尿病患者有自发 DKA 倾向，DKA 也是 1 型糖尿病患者死亡的主要原因之一。2 型糖尿病患者在一定诱因作用下也可发生 DKA，最常见的诱因为感染，其他包括胰岛素突然治疗中断或不适当减量、饮食不当、创伤、手术、妊娠和分娩、脑卒中、心肌梗死、精神刺激等，但有时可无明显诱因。

胰岛素活性的重度或绝对缺乏和升糖激素过多（如胰高血糖素、儿茶酚胺类、皮质醇和生长激素）是 DKA 发病的主要原因。胰岛素缺乏和胰高血糖素升高是 DKA 发展的基本因素。糖、脂肪、蛋白质三大营养物质代谢紊乱，血糖升高，脂肪分解加速，大量脂肪酸在肝脏组织经 β 氧化产生大量乙酰乙酸、β-羟丁酸和丙酮，三者统称为酮体。当酮体超过机体的氧化能力时，血中酮体升高并从尿中排出，形成糖尿病酮症。乙酰乙酸、β-羟丁酸为较强有机酸，大量消耗体内储备碱，当代谢紊乱进一步加剧，超过机体酸碱平衡的调节能力时，即发生代谢性酸中毒。出现意识障碍时则为糖尿病酮症酸中毒昏迷。主要病理生理改变包括酸中毒、严重脱水、电解质平衡紊乱、周围循环衰竭、肾衰竭和中枢神经系统功能障碍。

（二）病情评估

1. 病史及诱发因素

评估患者有无糖尿病病史或家族史，有时患者可能不清楚是否患有糖尿病。1 型糖尿病患者有自发 DKA 倾向，2 型糖尿病患者在某些诱因作用下也可发生 DKA，如感染、降糖药物应用不规范、胰岛素抗药性、拮抗激素分泌过多、应激状态、饮食失调或胃肠疾患、妊娠和分娩、糖尿病未控制或病情加重等，但也可无明显诱因。

2. 临床表现

早期糖尿病原有"三多一少"症状加重，酸中毒失代偿后，患者出现四肢乏力、口干、食欲不佳、恶心、呕吐，伴头痛、烦躁、嗜睡等症状，呼吸深快，呼气中有烂苹果味。随着病情的迅速发展，出现严重失水、皮肤干燥且弹性差、眼眶下陷、尿量减少、心率加快、脉搏细速、四肢发冷、血压下降。晚期各种反应迟钝，甚至消失，患者出现不同程度的意识障碍，最终导致昏迷。少数患者临床表现为腹痛，似急腹症。

3. 辅助检查

（1）尿：尿糖、尿酮体均呈阳性或强阳性，可有蛋白尿及管型尿。

（2）血：血糖明显升高，多数为 16.7～33.3 mmol/L，超过 33.3 mmol/L 时常伴有高渗状态或肾功能障碍；血酮体定量检查多在 4.8 mmol/L 以上；CO_2CP 降低；酸中毒失代偿后动脉血 pH 下降。

4. 病情判断

当尿酮体阳性，同时血糖增高，血 pH 降低者，无论有无糖尿病病史均高度怀疑 DKA。

根据酸中毒的程度，DKA 分为轻、中、重度。轻度是指仅有酮症而无酸中毒，即糖尿病酮症；中度指除酮症外，伴有轻至中度的酸中毒，即 DKA；重度是指酸中毒伴随意识障碍，即 Dl < A 昏迷，或无意识障碍，但二氧化碳结合力低于 10 mmol/L。

（三）救治原则

DKA 一旦明确诊断，应及时给予相应急救处理。

（1）尽快补液以恢复血容量、纠正失水状态，是抢救 DKA 的首要措施。

（2）给予胰岛素，降低血糖。

（3）纠正电解质及酸碱平衡失调。

（4）积极寻找和消除诱因，防治并发症，降低病死率，包括防治感染、脑水肿、心力衰竭、急性肾衰竭等。

（四）护理措施

1. 即刻护理措施

保持呼吸道通畅，防止误吸，必要时建立人工气道。如有低氧血症伴呼吸困难，给予吸氧 3 ~ 4 L/min。立即查验血糖、留尿标本，建立静脉通路，立即开放 2 条以上静脉通道补液。采取动脉血标本行血气分析，及时送检血、尿等相关检查标本。

2. 补液

对抢救 DKA 患者十分关键，补液治疗不仅能纠正失水，快速恢复肾灌注，还利有于降低血糖、排出酮体。通常先补充生理盐水。补液量和速度的管理非常重要，DKA 失水量可超过体重的 10%，可根据患者体重和失水程度来估算。如治疗前已有低血压或休克，快速输液不能有效升高血压，应按医嘱输入胶体溶液并采取其他抗休克措施。补液途径以静脉为主，胃肠道补液为辅，鼓励清醒患者多饮水，昏迷患者可通过胃管补液，但不宜用于有呕吐、胃肠胀气或上消化道出血患者。

3. 胰岛素治疗

目前均采用小剂量（短效）胰岛素治疗方案，即每小时给予每千克体重 0.1 U 胰岛素，以便血糖快速平稳下降而又不发生低血糖，同时抑制脂肪分解和酮体生成，通常将短效胰岛素加入生理盐水中持续静脉滴注。当血糖降至 13.9 mmol/L 时，可按医嘱开始输入 5% 葡萄糖注射液，按比例加入短效胰岛素，此时仍需每 4 ~ 6 小时复查血糖，调节输液中胰岛素比例。患者尿酮体消失后，可根据其血糖、进食情况等调节胰岛素剂量或改为每 4 ~ 6 小时皮下注射一次胰岛素，使血糖水平稳定在较安全的范围内。病情稳定后过渡到胰岛素常规皮下注射。

4. 纠正电解质及酸碱平衡失调

轻、中度 DKA 经输液和胰岛素治疗后，酮体水平下降，酸中毒随代谢紊乱的纠正而恢复，一般不必补碱。血 pH≤7.1 的严重酸中毒影响心血管、呼吸和神经系统功能，应给予相应治疗，但补碱不宜过多、过快，以防诱发或加重脑水肿、血钾下降和反跳性碱中毒等。

应采用小剂量等渗碳酸氢钠（1.25%～1.4%）溶液静脉输入，补碱的同时应监测动脉血气情况。

DKA 患者有不同程度失钾，治疗前的血钾水平不能真实反映体内缺钾程度，补钾的时间、速度和量应根据血钾水平和尿量来制定：①治疗前血钾低于正常，立即开始补钾；②血钾正常、尿量 >40 mL/h，也立即开始补钾；③血钾高于正常或无尿时，暂缓补钾。在治疗过程中需定时监测心电、血钾和尿量，调整补钾量及速度，病情恢复后仍需继续口服钾盐数天。对于治疗前血钾正常、偏低或因少尿升高的患者，警惕治疗后可出现低血钾，严重者可发生心律失常；血钠、血氯可降低，血尿素氮和肌酐增高。

5. 严密观察病情

在抢救患者的过程中需注意治疗措施之间的协调，重视病情观察，防治并发症，尤其是脑水肿和肾衰竭等，以维持重要脏器功能。

（1）生命体征的观察：严重酸中毒可使外周血管扩张，导致低体温和低血压，并降低机体对胰岛素的敏感性，故应严密监测患者体温、血压的变化，及时采取措施。

（2）心律失常、心力衰竭的观察：血钾过低、过高均可引起严重心律失常，应密切观察患者心电监护情况，尽早发现，及时治疗。年老或合并冠状动脉疾病（尤其是心肌梗死）、补液过多可导致心力衰竭和肺水肿，应注意预防，一旦出现患者咳嗽、呼吸困难、烦躁不安、脉搏加快，特别是在昏迷好转时出现上述表现，提示输液过量的可能，应立即减慢输液速度，并立即报告医生，遵医嘱给予及时处理。

（3）脑水肿的观察：脑水肿是 DKA 最严重的并发症，病死率高，可能与补碱不当、长期脑缺氧和血糖下降过快、补液过多等因素有关，需密切观察患者意识状态、瞳孔大小以及对光反射。如 DKA 患者经治疗后血糖下降、酸中毒改善，但昏迷反而加重，或患者虽然一度清醒，但出现烦躁、心率快等，要警惕脑水肿的可能。

（4）尿量的观察：密切观察患者尿量的变化，准确记录 24 小时液体出入量。DKA 时失水、休克，或原来已有肾脏病变等，均可引起急性肾衰竭，肾衰竭是本症主要死亡原因之一，要注意预防。尿量是衡量患者失水状态和肾功能的简明指标，如尿量 <30 mL/h 时，应及时通知医生，给予积极处理。

6. 积极处理诱因

预防感染，遵医嘱应用抗生素。

7. 其他

及时采血、留取尿标本，监测尿糖、尿酮、电解质及血气分析等结果。加强基础护理，昏迷患者应勤翻身，做好口腔和会阴护理，防止压疮和继发性感染的发生。

二、高血糖高渗状态

高血糖高渗状态（HHS），也被称为糖尿病高渗性非酮症昏迷，是糖尿病急性代谢紊乱的另一类型，临床以严重高血糖、无明显酮症酸中毒、血浆渗透压明显升高、不同程度的意识障碍和脱水为特点。多见于老年 2 型糖尿病患者，约 2/3 患者发病前无糖尿病病史或糖尿病症状较轻。

（一）病因与发病

最初表现常被忽视，诱因为引起血糖增高和脱水的因素：急性感染，外伤，手术，脑血管意外，水摄入不足或失水，透析治疗，静脉高营养疗法以及使用糖皮质激素、免疫抑制剂、利尿药、甘露醇等药物，有时在病程早期因未确诊糖尿病而输入大量葡萄糖注射液或因口渴而摄入大量含糖饮料可诱发本病。

HHS 的发病机制复杂，未完全阐明。各种诱因下，升糖激素分泌增加，进一步抑制胰岛素的分泌，加重胰岛素抵抗，糖代谢紊乱加重，血糖升高导致渗透性利尿，大量失水，失水多于失盐，血容量减少，血液浓缩，渗透压升高，导致细胞内脱水和电解质紊乱，脑细胞脱水和损害导致脑细胞功能减退，引起意识障碍甚至昏迷。

（二）病情评估

1. 健康史

评估有无糖尿病病史及诱发 HHS 的原因，如应激、摄水不足、失水过多、高糖摄入、使用易诱发的药物等。

2. 临床表现

本病起病缓慢，可从数日到数周，主要表现为多尿、多饮，有食欲减退或不明显的多食。随着病程进展，出现严重的脱水和神经系统症状和体征。脱水表现为皮肤干燥和弹性减退、眼球凹陷、唇舌干裂、脉搏快而弱，卧位时颈静脉充盈不良，立位时血压下降。神经系统表现为反应迟钝、烦躁或淡漠、抽搐、嗜睡，渐陷入昏迷。患者晚期尿少甚至尿闭。

3. 辅助检查

血糖达到或超过 33.3 mmol/L（一般 33.3~66.6 mmol/L），尿糖强阳性，尿酮体阴性或弱阳性，血浆渗透压达到或超过 320 mOsm/L，动脉血气分析示 pH ≥7.30 或血 HCO_3^- 浓度 ≥ 15 mmol/L。

4. 病情判断

对于昏迷的老年人，脱水伴有尿糖或高血糖，特别是有糖尿病病史并使用过利尿药、糖皮质激素、苯妥英钠或普萘洛尔者，应高度警惕发生高血糖高渗状态的可能。一旦发生，即应视为危重症。

出现以下表现者提示预后不良。

（1）昏迷持续 48 小时尚未恢复。

（2）血浆高渗透状态于 48 小时内未能纠正。

（3）昏迷伴癫痫样抽搐和病理反射征阳性。

（4）血肌酐和尿素氮持续增高不降低。

（5）合并革兰阴性菌感染。

（6）出现横纹肌溶解或肌酸激酶升高。

（三）救治原则

HHS 需给予紧急处理，有条件应尽快收住重症监护室。处理原则为：尽快补液以恢复血容量、纠正失水状态及高渗状态，降低血糖，同时积极寻找和消除诱因，防治并发症，降低病死率。

（四）护理措施

1. 即刻护理措施

立即给予吸氧，保持呼吸道通畅。建立 2~3 条静脉通路予以补液。遵医嘱采集血、尿标本进行急诊相关检查。

2. 补液

HHS 失水比 DKA 更严重，失水量多在发病前体液的 1/4 或体重的 1/8 以上，应积极谨慎补液以恢复血容量，纠正高渗和脱水状态。应注意按医嘱改用低渗氯化钠溶液（0.45% 氯化钠）。补液的速度宜先快后慢，最初 12 小时补液量为失液总量的 1/2，其余在 24～36 小时内补入，并加上当日的尿量。视病情可给予经胃肠道补液。

3. 胰岛素治疗与护理

宜应用小剂量短效胰岛素。大剂量胰岛素因使血糖降低过快而易产生低血糖、低血钾和促发脑水肿，故不宜使用。高血糖是维持血容量的重要因素，因此监测血糖尤为重要，当血糖降至 16.7 mmol/L 时开始输入 5% 葡萄糖注射液并在每 2～4 g 糖加入 1 U 胰岛素，当血糖降至 13.9 mmol/L、血浆渗透压 ≤330 mmol/L 时，应及时报告医生，按医嘱停用或减少胰岛素。

4. 严密观察病情

与糖尿病酮症酸中毒的病情观察基本相同，此外，仍需注意以下情况。

（1）补液量过多、过快时，可能发生肺水肿等并发症。

（2）补充大量低渗溶液，有发生溶血、脑水肿及低血容量休克的危险，应随时注意观察患者的呼吸、脉搏、血压、神志、尿量和尿色情况。一旦发现尿液呈粉红色，为发生溶血，立即停止输入低渗液体，报告医生，遵医嘱给予对症处理。

5. 基础护理

患者绝对卧床休息，注意保暖。昏迷者应保持气道通畅，保持皮肤清洁，预防压疮和继发性感染。

三、低血糖症

低血糖症是由多种原因引起的以静脉血浆葡萄糖（简称血糖）浓度低于正常值状态，临床上以交感神经兴奋和脑细胞缺糖为主要特点的综合征。一般以静脉血浆葡萄糖浓度低于 2.8 mmol/L 作为低血糖症的标准。糖尿病患者在药物治疗过程中发生血糖过低现象，血糖水平 ≤3.9 mmol/L 就属于低血糖范畴。当血糖降低时，出现交感神经兴奋的症状，持续严重的低血糖将导致患者昏迷，可造成永久性的脑损伤，甚至死亡。

（一）病因与发病机制

低血糖症是多种原因所致的临床综合征，按病因不同，可分为器质性及功能性；按照低血糖的发生与进食的关系分为空腹低血糖和餐后低血糖两种临床类型。空腹低血糖常见于使用胰岛素治疗、口服磺脲类药物、高胰岛素血症、胰岛素瘤、重症疾病（肝衰竭、心力衰竭、肾衰竭等）、升糖激素缺乏（皮质醇、生长激素、胰高糖素等）等；餐后低血糖常见于 2 型糖尿病患者初期餐后胰岛素分泌高峰延迟、碳水化合物代谢酶的先天性缺乏、倾倒综合征、肠外营养治疗等。

人体内血糖的正常维持有赖于消化道、肝脏、肾脏及内分泌腺体等多器官功能的协调一致。人体通过神经-体液调节机制来维持血糖的稳定。其主要的生理意义在于保证对脑细胞的供能，脑细胞所需的能量几乎完全直接来自葡萄糖，而且本身没有糖原储备。当血糖降到 2.8～3.0 mmol/L 时，体内胰岛素分泌减少，而升糖激素如肾上腺素、胰升糖素、皮质醇分泌增加，肝糖原产生增加，糖利用减少，引起交感神经兴奋，大量儿茶酚胺释放。当血糖降到 2.5～2.8 mmol/L 时，由于能量供应不足使大脑皮质功能抑制，皮质下功能异常。

（二）病情评估

1. 健康史

评估有无糖尿病病史及诱发低血糖的病因，如进食和应用降糖药物等。

2. 临床表现

低血糖症常呈发作性，发作时间及频率随病因不同而有所差异。其临床表现可归纳为中枢神经低血糖症状和交感神经兴奋两组症状。

交感神经过度兴奋症状：表现为心悸、面色苍白、出汗、颤抖、饥饿、焦虑、紧张、软弱无力、流涎、四肢冰凉、震颤、血压轻度升高等。糖尿病患者由于血糖快速下降，即使血糖高于 2.8 mmol/L，也可出现明显的交感神经兴奋症状，称为"低血糖反应"。

中枢神经系统症状：主要为脑功能障碍症状，是大脑缺乏足量葡萄糖供应时功能失调的一系列表现。表现为注意力不集中、思维和语言迟钝、头晕、视物不清等。大脑皮层下受抑制时可出现骚动不安，甚而强直性惊厥、锥体束征阳性。波及延髓时进入昏迷状态，各种反射消失。如果低血糖持续得不到纠正，常不易逆转甚至死亡。

部分患者虽然低血糖但无明显症状，往往不被觉察，极易进展成严重低血糖症，陷于昏迷或惊厥称为未察觉低血糖症。

低血糖时临床表现的严重程度取决于：①低血糖的程度；②低血糖发生的速度及持续时间；③机体对低血糖的反应性；④年龄等。

3. 辅助检查

血糖测定多低于 2.8 mmol/L，但长期高血糖的糖尿病患者血糖突然下降时，虽然血糖高于此水平仍会出现低血糖反应的症状。

4. 病情判断

可依据 Whipple 三联征（Whipple triad）确定低血糖。

（1）低血糖症状。

（2）发作时血糖低于正常值（如 2.8 mmol/L）。

（3）供糖后低血糖症状迅速缓解。根据血糖水平，低血糖症可分为轻、中、重度，血糖 <2.8 mmol/L 为轻度低血糖，血糖 <2.2 mmol/L 为中度低血糖，血糖 <1.11 mmol/L 为重度低血糖。

（三）救治原则

救治原则为及时识别低血糖症，迅速升高血糖，去除病因和预防再发生低血糖。

1. 紧急复苏

遇有昏迷、心率加快者立即采取相应复苏措施。立即测定血糖，遵医嘱进行其他相关检查。

2. 升高血糖

根据病情口服含糖溶液或静脉注射 50% 葡萄糖注射液，必要时遵医嘱采用抑制胰岛素分泌的药物治疗。

3. 去除病因

及早查明病因，积极治疗原发病。

（四）护理措施

1. 即刻护理措施

立即检测血糖水平。对意识模糊者，应注意开放气道，保持呼吸道通畅，必要时给予氧气吸入。

2. 补充葡萄糖

意识清楚者，口服含 15～20 g 糖的糖水、含糖饮料，或进食糖果、饼干、面包、馒头等即可缓解。15 分钟后监测若血糖仍 ≤3.9 mmol/L，再给予 15 g 葡萄糖口服。重者和疑似低血糖昏迷的患者，应及时测定毛细血管血糖，甚至无须血糖结果，及时给予 50% 葡萄糖注射液 20 mL 静脉注射，15 分钟后若血糖仍 ≤3.9 mmol/L，继以 50% 葡萄糖注射液 60 mL 静脉注射，也可给予 5% 或 10% 的葡萄糖注射液静脉滴注，必要时可遵医嘱加用氢化可的松和（或）胰高糖素肌内或静脉注射。神志不清者，切忌喂食以避免呼吸道窒息。昏迷患者清醒后，或血糖仍 ≥3.9 mmol/L，但距离下次就餐时间在 1 个小时以上，给予含淀粉或蛋白质食物，以防再次昏迷。

3. 严密观察病情

严密观察生命体征、神志变化，心电图，尿量等。定时监测血糖。意识恢复后，继续监测血糖至少 24～48 小时，同时注意低血糖症诱发的心、脑血管意外事件，要注意观察是否有出汗、嗜睡、意识模糊等再度低血糖状态，以便及时处理。

4. 加强护理

意识模糊患者按昏迷常规护理。抽搐者除补充葡萄糖外，按医嘱可酌情使用适量镇静剂，注意保护患者，防止外伤。

5. 健康教育

低血糖症纠正后，对患者及时实施糖尿病教育，指导糖尿病患者合理饮食、进餐和自我检测血糖方法，让患者知晓在胰岛素和口服降糖药治疗过程中可能会发生低血糖，指导患者携带糖尿病急救卡，对于儿童或老年患者的家属也要进行相关的培训，教会患者及其亲属识别低血糖早期表现和自救方法。

（姜晓艺）

第七节　急性呼吸衰竭

所谓急性呼吸衰竭，是指受到各种因素影响，而导致的肺通气与换气功能严重受损，进而无法完成气体交换，出现缺氧及二氧化碳（CO_2）潴留，最后导致生理功能异常以及代谢失调的一种临床综合征。在受到海面大气压的作用下，吸气呈静息状态，并且不存在心内解剖分流以及原发于心输出量减少等状况后，动脉血氧分压（PaO_2）<8 kPa（60 mmHg），或者存在二氧化碳分压（$PaCO_2$）>6.65 kPa（50 mmHg），称为呼吸衰竭，也可简称为呼衰。因起病急骤，病变发展迅速，机体的代偿较差，若不及时采取正确的抢救措施，将会对患者生命安全构成严重威胁。

一、病因

引起呼吸衰竭的病因很多，参与肺通气和肺换气的任何一个环节的严重病变，都可导致呼吸衰竭。

1. 引发气道阻塞的各类疾病

例如急性病毒或者细菌性感染等造成的上气道急性梗阻，或患者因异物阻塞，也容易导致急性呼吸衰竭发生。

2. 肺实质病变

肺炎类型主要包括由细菌以及病毒等导致的，将胃内容物误吸，淹水或者一些药物也会导致急性呼吸衰竭发生。

3. 肺水肿

是指由于各类心脏病（例如心肌梗死、二尖瓣或主动脉瓣疾患等）以及心力衰竭而导致的心源性水肿。针对非心源性水肿而言，也可将其称为通透性肺水肿，例如急性高山病、复张性肺水肿以及 ARDS。

4. 肺血管疾患

肺血栓栓塞，空气、脂肪栓塞等。

5. 神经、肌肉系统疾病

主要可以包括以下几种，即脑血管疾病、重症肌无力以及高位胸段受损等。

6. 胸壁和胸膜疾病

主要包括胸壁外伤、自发性气胸、创伤性气胸以及大量胸腔积液等。

二、发病机制

当上述各种原因导致肺通气或（和）换气功能受损时，即可导致低氧血症和高碳酸血症，从而导致急性呼吸衰竭。

1. 肺通气功能障碍

当处于静息状态时，普通人在吸气的过程中，总肺泡通气量大约在 4 L/min 可以保持标准肺泡 PaO_2 与肺泡 $PaCO_2$。有效肺泡通气需要完整的解剖生理链来保证，包括脑桥和延髓呼吸中枢与胸部神经肌肉的有机连接、胸廓和呼吸肌状态、气道通畅和肺泡的完整性。上述任何一个环节受损即会导致肺泡通气不足。肺泡通气量减少会引起 PaO_2 下降和 $PaCO_2$ 升高。

2. 肺换气功能损伤

针对肺的气体交换来说，是肺泡内的气体和毛细血管血液中气体之间产生交换，一般交换的均为氧与二氧化碳。

（1）通气/血流比例失衡：当处于静息状态时，普通人的肺通气/血流比例大约是0.8。如果通气量超过肺血流量，通气/血流 >0.8，那么在此过程中气体在进入肺泡后，则无法与肺泡毛细血管中的血液直接接触，进而不能实现气体交换，导致很多无效腔通气产生，其称为无效腔样通气。在临床治疗中，肺气肿以及肺栓塞等比较常见，多见于重症慢性阻塞性肺疾病、肺不张等。

（2）弥散功能障碍：肺泡和肺毛细血管间气体交换主要是基于肺泡毛细血管膜而存在的，只要可以对肺泡毛细血管膜面积以及弥散膜厚度等产生影响，就会对其弥散功能产生作用。但是氧和二氧化碳通过肺泡毛细血管膜的弥散能力不同，二氧化碳通过肺泡毛细血管膜的能力是氧的 2 倍，所以弥散功能障碍主要影响氧的交换而致低氧血症。

三、病情评估

（一）临床表现

除了具有呼吸衰竭原发疾病的病理症状之外，一般可以体现为缺氧与二氧化碳潴留而导致的低氧血症、高碳酸血症或二者兼有，主要表现为呼吸困难和多脏器功能障碍。

1. 低氧血症

针对神经和心肌组织来说，其对缺氧的敏感度较强，当发生缺氧时，通常会伴有中枢神经系统与心血管系统功能失调的症状，例如判断力受损、运动功能紊乱等。当缺氧比较严重时，可表现为精神错乱、狂躁、昏迷、癫痫样抽搐。在心血管系统方面表现为血压下降、心律失常、心脏停搏等。缺氧患者的呼吸系统表现也是一项重要的临床征象，可表现为呼吸急促、辅助呼吸肌活动加强、鼻翼扇动、发绀、呼吸节律紊乱等。

2. 高碳酸血症

当出现急性呼吸衰竭时，二氧化碳的蓄积将会更加严重，并且发生时间比较短，所以会出现严重的中枢神经系统障碍，甚至会产生心血管功能受损。心血管方面表现为外周体表静脉充盈，皮肤充血、多汗、球结膜充血，血压升高，心率加快等。中枢神经系统出现先兴奋后抑制的现象，兴奋时表现为失眠、烦躁、躁动等，而后出现昏睡甚至昏迷等。

3. 其他器官功能损伤

若缺氧及二氧化碳潴留严重，将会致使肝功能、肾功能或者胃肠功能受损。很多患者会出现黄疸、肝功能紊乱；排尿后会产生管型、红细胞以及蛋白，血浆尿素氮、肌酐升高。另外，也可能表现为应激性溃疡而致上消化道出血。

4. 水、电解质和酸碱平衡失调

缺氧和二氧化碳潴留均伴随酸碱平衡失调。当患者出现缺氧后，如果通气过度，将会出现急性呼吸性碱中毒；针对急性二氧化碳潴留来说，主要体现在呼吸性酸中毒方面。缺氧严重时，将出现无氧代谢，导致乳酸聚积，肾功能受损，酸性物质无法及时排出体外，最后出现代谢性酸中毒。与此同时，其与呼吸性酸碱失衡也会一同发生，可体现为混合性酸碱失调。在此过程中，体液与电解质也会出现代谢受损。

（二）病情判断

存在引发呼吸衰竭的病理因素；伴有高碳酸症或者低氧血症的临床症状；在海面大气压的作用下，吸气呈静息状态，$PaO_2 < 8$ kPa（60 mmHg），或者 $PaCO_2 > 6.67$ kPa（50 mmHg），其中不包括心内解剖分流，同时也未出现原发性心输出量下降，诊断方可成立。

四、救治原则

在临床上，急性呼吸衰竭是一种比较普遍的危重症，将会对患者的生命安全构成威胁，必须要紧急采取相应的抢救方案，为手术治疗争取更多的宝贵时间，创造有利的救治条件，方可挽救患者生命。在对该症进行治疗时，应秉承以下原则：第一，在确保呼吸道畅通的情况下，使缺氧、酸碱失调、代谢失衡以及二氧化碳潴留得到改善，避免多器官功能受到损伤；第二，确定病因，对原发病进行治疗，密切观察病情进展，积极防治并发症。

（1）确保呼吸道畅通：这是进行呼吸治疗的一项重要措施，同时也是治疗该病的首要条件。对于病情严重特别是失去意识的患者来说，显得尤为重要。

（2）氧疗：缺氧是引起急性呼吸衰竭的直接原因，任何类型的呼吸衰竭都存在低氧血症，故积极纠正缺氧是治疗急性呼吸衰竭患者的重要措施，但是由于呼吸衰竭类型不同，对其进行氧疗时指征以及给氧方式也会存在差异。从原则上来看，Ⅱ型呼吸衰竭患者采用低浓度（<35%）持续吸氧治疗；Ⅰ型患者采用高浓度（>35%）吸氧治疗。国外氦-氧混合气已较广泛地用于治疗呼吸系统疾病，可增加肺泡有效通气量，降低气道阻力，降低呼吸功耗，增大呼气流速，减少肺过度充气，促进二氧化碳排出，减轻呼吸衰竭症状，但在国内广泛应用还存在一定的问题。

（3）增加通气量，减少二氧化碳潴留。

（4）控制感染：在对该病进行治疗时，控制感染是比较常用的一种方法，出现感染后必须要正确应用抗生素。选用抗生素时，需要按照细菌培养效果采用敏感抗生素。但是在临床治疗中，首先应明确患者病情，凭借临床经验妥善选择，不可耽误治疗。

（5）纠正酸碱平衡失调：急性呼吸衰竭患者常容易合并代谢性酸中毒，且多为乳酸性酸中毒，缺氧纠正后即可恢复。必要时可给予5%碳酸氢钠纠正酸中毒，但如果合并呼吸性酸中毒则不宜采用，因碳酸氢钠分解后形成二氧化碳，可使二氧化碳浓度进一步增高。呼吸性酸中毒多通过改善通气、促进二氧化碳的排出来纠正，在纠正呼吸性酸中毒的同时需给予盐酸精氨酸和氯化钾，以防止代谢性酸中毒的发生。

（6）病因治疗：由于引起急性呼吸衰竭的原因很多，因此在解决其本身造成危害的同时，须采取适当的措施消除病因，这是治疗急性呼吸衰竭的根本所在。

（7）一般支持治疗：在ICU的患者需进行严密监测，防治肺动脉高压、肺性脑病以及肾功能衰竭等，特别是要积极防范治疗多器官功能障碍综合征（MODS）。

五、护理措施

1. 体位标准

该病患者的头部应呈侧卧位，颈部向后仰，适当将下颌抬起，能够使很多患者的上气道梗阻得到缓解。

2. 保持呼吸道通畅

协助患者咳痰，给予雾化吸入，湿化气道，使痰液稀释易于咳出。利用负压将呼吸道内所聚积的分泌物质吸引出来，其中包括血液或者呕吐物等，在采用此种方法时也会使梗阻立即缓解，调整通气。

3. 氧疗

急性患者可以采用面罩法或者在气管内插管以及气管切开的方法，予以高浓度（>50%）吸氧治疗，但是不能长时间应用，避免出现中毒。

4. 建立静脉通道

迅速建立静脉通道，用于药物治疗。

5. 监测和记录液体出入量

按照实际情况设置液体入量，必要时刻需要登记出入量，填写护理工作单。注意电解质尤其是血钾的变化。

6. 监测呼吸、脉搏、意识状态等体征的变化

通过物理检查手段对患者临床情况进行仔细检查和连续观察是最简单、最基本和有价值的监测方法，任何先进监护仪往往也无法取代。

7. 监测动脉血气，分析数值的变化

动脉血气分析是诊断急性呼吸衰竭的关键，对指导机械通气和酸碱失衡的治疗具有重要意义。PaO_2 对诊断缺氧和判断缺氧程度有重要价值。$PaCO_2$ 是判断肺通气功能的重要参数。在开始机械通气 $15\sim30$ 分钟后复测血气分析，可了解治疗效果。根据动脉血气分析结果可对通气方式、通气量、吸入氧气浓度和呼气末正压等进行适当调整。病情稳定后可每天测定 $1\sim2$ 次。

8. 气道口护理

观察呼吸频率、呼吸深度和节律，记录气道分泌物的量、性状及颜色。检查气管造口伤口有无出血、渗出、皮下气肿和腥臭气味。保持伤口敷料清洁、干燥。每日更换或消毒内套管 $1\sim2$ 次。更换套管或气管内抽吸时均应遵循无菌操作原则。

9. 湿化气道

应对放置人工气道或呼吸机治疗患者的吸入气体进行加温和湿化，避免气管内干燥、纤毛运动障碍、痰痂形成或气道阻塞、感染加剧及肺不张发生。

10. 心理护理

对急性呼吸衰竭的患者不仅要注意躯体功能的改变，也要关注患者的心理变化。通常情况下，患者一般都会对自己的预后效果与病情发展表示担忧，心情也比较沮丧。护理人员应经常巡视，积极采用语言与非语言的沟通方式，及时满足其需求。并且告诉患者要学会自我放松，缓解自身的焦虑情绪，积极配合治疗。

六、常见护理问题

1. 气体交换受损

与呼吸道痉挛、换气功能障碍有关。

（1）环境和休息：为患者营造安静整洁、空气清新、舒适的病房环境，温湿度应控制在合理范围内。

（2）观察病情：密切监测患者的呼吸情况，分析产生呼吸困难的原因。在条件允许的情况下，可以检查血氧饱和度以及动脉血气等指标，便于了解患者是否出现异常。

（3）心理护理：患者在出现呼吸困难时，会出现焦躁恐慌的情绪，在这些负面心理的作用下，将会使病情更加严重。所以，护理人员应该经常陪患者聊天，安抚他们的情绪，告知他们配合治疗的重要性，给予患者更多的安全感。

（4）确保呼吸道畅通。

（5）用药护理：用药时谨遵医嘱，严格使用支气管舒张剂以及呼吸兴奋剂等，监测药物的治疗效果及不良反应。

（6）氧疗与机械通气的护理：由于疾病类型以及严重程度存在差异，必须要正确选用氧疗或者机械通气，进而使病情得到缓解。

2. 活动无耐力

呼吸功能紊乱后将会使机体缺氧，二者之间密切相关。

（1）休息与活动：正确设定休息时间与活动时间，合理安排生活模式，若是身体条件允许，可以适当增加运动计划，例如散步、快走以及慢跑等，渐渐提升肺活量与肌肉耐力，使身体得到更好的恢复。

（2）舒适体位：患者呈身体前倾坐位或者半卧位状态，可以应用枕头、背靠架等进行支撑，主要以自身舒适为主。不可穿紧身的衣服，或者盖太厚的被子，因为会对患者的胸部造成强烈的压迫感。

（3）呼吸训练：对患者进行训练指导，教他们做缓慢深呼吸以及腹式呼吸等，使呼吸肌得到充分训练，延长呼气时间，使其能将气体完全呼出。

（孙秀芳）

第八节　急性心力衰竭

急性心力衰竭是指急性的严重心肌损害或突然对心肌加重的负荷，使正常心功能或处于代偿期的心脏在短时间内发生衰竭或慢性急剧恶化，心输出量显著降低，导致组织器官灌注不足和急性瘀血综合征。以急性肺水肿、心源性休克为主要表现，是心血管内科常见急症之一。

一、病因

心脏解剖或功能的突发异常，使心输出量急剧降低和肺静脉压突然升高均可发生急性左心衰竭。急性右心衰竭比较少见，多由大块肺栓塞引起，也可见于右室心肌梗死。

1. 急性弥漫性心肌损害

如急性心肌炎、急性广泛性心肌梗死等，可致心肌收缩无力。

2. 急性机械性阻塞

如严重的二尖瓣或主动脉瓣狭窄、左室流出道梗阻、心房内球瓣样血栓或黏液瘤嵌顿等，致使心脏压力负荷过重，排血受阻，而导致急性心力衰竭。

3. 急性容量负荷过重

常见于急性心肌梗死、感染性心内膜炎或外伤所致的乳头肌功能不全、腱索断裂、瓣膜穿孔等。静脉输入液体过多也可导致急性左心衰竭。

4. 急性心室舒张受限

如急性大量心包积液所致急性心包压塞，导致心输出量减低和体循环静脉瘀血。

二、发病机制

心脏收缩力突然严重减弱，或左室瓣膜急性反流，心输出量急剧减少，左室舒张末压迅速升高，肺静脉回流不畅，导致肺静脉压快速升高，肺毛细血管压随之升高，使血管内液体渗入到肺间质和肺泡内，形成急性肺水肿。肺水肿早期可因交感神经激活血压升高，但随病情持续进展，血管反应减弱，血压逐步下降。

三、病情评估

（一）临床表现

突发严重呼吸困难，呼吸频率可达 30~40 次/分，端坐呼吸，频频咳嗽，咳粉红色泡沫样痰，有窒息感而极度烦躁不安、恐惧。面色灰白或发绀，大汗，皮肤湿冷。肺水肿早期血压可一过性升高，如不能及时纠正，血压可持续下降直至休克。听诊两肺满布湿啰音和哮鸣音，心率增快，心尖部可闻及舒张期奔马律，肺动脉瓣第二心音亢进。

（二）病情判断

根据患者典型的临床症状和体征，如突发急性呼吸困难、咳粉红色泡沫痰，两肺满布湿啰音等，一般不难作出诊断。

四、救治原则

急性心力衰竭发病急且凶险，进展迅速，处理复杂，死亡率较高，需要争分夺秒抢救治疗。抢救过程中护理人员应及时、果断、有效地配合抢救与护理。

1. 积极治疗原发病，消除诱因

应迅速开始有效的治疗，同时全面评估患者，首先应从可引起呼吸困难和低氧血症的病因作出正确判断，因急性心力衰竭有许多促发因素，针对特定促发因素的治疗是最有效的。

2. 紧急处理

（1）体位：立即协助患者取坐位，双腿下垂，以减少静脉回流，减轻心脏负荷。有人统计双下肢下垂 20 分钟可减少回流心脏血量 400 mL 左右，必要时进行四肢轮流绑扎，以减少回心血量。

（2）氧疗：通过氧疗将血氧饱和度维持在 95%~98% 是非常重要的，以防出现脏器功能障碍甚至多器官功能衰竭。首先应保证有开放的气道，立即给予 6~8 L/min 的高流量鼻导管吸氧，病情特别严重者可予面罩给氧或采用无气管插管的通气支持，包括持续气道正压通气（CPAP）或无创性正压机械通气（NIPPV）。

一般措施无法提高氧供时才使用气管插管。给氧时在氧气湿化瓶加入 50% 的乙醇，有助于消除肺泡内的泡沫。如果患者不能耐受，可降低乙醇浓度或给予间断吸入。

（3）迅速开放两条静脉通道，遵医嘱正确使用药物，观察疗效与不良反应。

3. 药物治疗

（1）吗啡：可使患者镇静，降低心率，同时扩张小血管而减轻心脏负荷。吗啡静脉注射时速度要缓慢，并注意观察患者有无呼吸抑制、恶心、心动过缓、血压下降等，若有颅内出血、神志不清、呼吸中枢衰竭、慢性肺部疾病、支气管痉挛、休克、低血压应慎用。

（2）快速利尿剂：急性左心衰竭伴急性肺水肿时首选快速利尿剂。速尿最常用，静脉注射 20~40 mg。使用时，应记录尿量，同时监测电解质钠、钾的变化。

（3）血管扩张剂：可选用硝普钠、硝酸甘油或甲磺酸酚妥拉明（利其丁）静脉滴注，严格按医嘱定时监测血压（如每 5 分钟测量 1 次），有条件者用输液泵控制滴速，根据血压调整剂量，维持收缩压在 13.3 kPa（100 mmHg）左右，对原有高血压患者血压降低幅度（绝对值）以不超过 10.7 kPa（80 mmHg）为度。

五、护理措施

1. 病情监测

严密监测血压、呼吸、血氧饱和度、心率、心电图，检查血电解质、血气分析等，对安置漂浮导管者应监测血流动力学指标的变化，记出入量。观察呼吸频率和深度、意识、精神状态、皮肤颜色及温度、肺部啰音的变化。

2. 心理护理

患者发生急性心力衰竭时，病情重，且伴有濒死感，会变得恐惧或焦虑，可导致交感神经兴奋性增高，使呼吸困难加重。医护人员在抢救时必须保持镇静、操作熟练、忙而不乱，使患者产生信任与安全感，避免在患者面前讨论病情，以减少误解。护士应多与患者交流，消除其紧张心理。保持室内安静，减少刺激。

3. 日常护理

做好基础护理与日常生活护理。

4. 出院指导

出院前根据患者病情及居家生活条件如居住的楼层、卫生设备条件以及家庭支持能力等进行活动指导，指导患者在职业、家庭、社会关系等方面进行必要的角色调整。

六、常见护理问题

1. 气体交换受损

与心输出量急剧降低有关。

（1）休息：患者有明显呼吸困难时应卧床休息，以减轻心脏负荷，利于心功能恢复。如果发生端坐呼吸，需加强生活护理，注意口腔清洁，协助大小便。

此外，应保持病室安静、整洁，利于患者休息，适当开窗通风，每次 15～30 分钟，但注意不要让风直接对着患者。患者应衣着宽松，盖被松软。

（2）体位：根据患者呼吸困难的类型和程度采取适当的体位，如给患者背后垫 2～3 个枕头、摇高床头。严重呼吸困难时，应协助取端坐位，使用床上小桌，让患者扶桌休息，必要时双腿下垂。半卧位、端坐位可使横膈下移，增加肺活量，双腿下垂可减少回心血量，均有利于改善呼吸困难。使患者体位舒适与安全，可用枕或软垫支托肩、臂、骶、膝部，以避免受压或下滑，必要时加用床挡防止坠床。

（3）氧疗：纠正缺氧对缓解呼吸困难、保护心脏功能、减少缺氧性器官功能损害有重要的意义。氧疗包括鼻导管吸氧、面罩吸氧、无创正压通气吸氧等。

（4）心理护理：呼吸困难患者常因影响日常生活及睡眠而心情烦躁、痛苦、焦虑，应与患者家属一起安慰、鼓励患者，帮助树立战胜疾病的信心，稳定患者情绪，以降低交感神经兴奋性，有利于减轻呼吸困难。

（5）输液护理：控制输液量和输液速度，防止加重心脏负荷，诱发急性肺水肿。

（6）病情监测：密切观察呼吸困难有无改善，发绀是否减轻，听诊肺部湿啰音是否减少，监测血氧饱和度、血气分析结果是否正常。若病情加重或血氧饱和度下降到 94% 以下，应报告医生。

2. 活动无耐力

活动无耐力与呼吸困难所致能量消耗增加和机体缺氧状态有关。

（1）评估活动耐力：了解患者过去和现在的活动形态，确定既往活动的类型、强度、持续时间和耐受力，判断患者恢复以往活动形态的潜力。

（2）指导活动目标和计划：与患者及其家属一起确定活动量和活动的持续时间，循序渐进地增加活动量。

（3）监测活动过程中的反应：若患者活动中出现明显心前区不适、呼吸困难、头晕眼花、面色苍白、极度疲乏，应停止活动，就地休息。若休息后症状仍不能缓解，应报告医生，协助处理。

（4）协助和指导患者生活自理：患者卧床期间加强生活护理，进行床上主动或被动的肢体活动，以保持肌张力，预防静脉血栓形成。在活动耐力可及的范围内，鼓励患者尽可能生活自理。教育患者家属对患者生活自理给予理解和支持，避免患者养成过分依赖的习惯。护士还应为患者的自理活动提供方便和指导；抬高床头，使患者容易坐起；利用床上小桌，让患者坐在床上就餐；指导患者使用病房中的辅助设备如床栏杆、椅背，走廊、厕所及浴室中的扶手等，以节省体力和保证安全；将经常使用的物品放在患者容易取放的位置；教给患者保存体力、减少氧耗的技巧，如以均衡的速度进行资料活动或其他活动，在较长活动中穿插休息，有些自理活动如刷牙、洗脸、洗衣服等可坐着进行。

（孙秀芳）

第九节　急性肝功能衰竭

急性肝功能衰竭（AHF）也称暴发性肝功能衰竭（FHF）是指在短时间内（一般不超过 4 周）出现黄疸至发生肝性脑病（肝昏迷）等严重临床综合征，且过去无肝病史者。其病因和机制复杂，预后凶险，病死率高。最常见的病因是病毒性肝炎，脑水肿是最主要的致死原因。除少数中毒引起者可用解毒药外，目前无特效疗法。原位肝移植是目前最有效的治疗方法，生物人工肝支持系统和肝细胞移植治疗急性肝功能衰竭处于研究的早期阶段。

一、病因

引起 AHF 的病因较多，具体包括以下 5 个方面。

1. 病毒

引起肝脏炎症，造成各种程度的肝细胞坏死及急性肝功能衰竭。常见的病毒包括：甲型肝炎病毒（HAV）、乙型肝炎病毒（HBV）及戊型肝炎病毒（HEV）。在我国，HBV 是引起急性肝功能衰竭最常见的原因，占 66% ~ 82%。

2. 药物

是引起 AHF 的常见原因，大部分药物在肝内经过生物转化而清除。肝脏的损害可以改变药物的代谢、生物效应及不良反应，而药物本身及其代谢产物对肝脏也可造成损害。引起 AHF 常见的药物包括对乙酰氨基酚、苯妥英，吸入性麻醉剂如氟烷、二氯丙烷和非类固醇抗炎药等。

3. 妊娠

AHF 与妊娠相关的情况有两种：①病毒性肝炎引起；②妊娠脂肪肝，但不常见。

4. 严重创伤、休克和细菌感染

严重创伤、休克和感染合并微循环障碍、低血流灌注状态时，随着时间延长常导致多系统器官功能衰竭（MSOF）。严重的 MSOF 时，肝脏是容易受损的器官，早期支持肝脏功能的治疗有利于降低 MSOF 的病死率。

5. 其他

包括肝外伤、较大面积的肝切除、缺血性肝损害及淋巴结瘤，罕见的有急性肝豆状核变性（Wilson's 病）及肝静脉阻塞综合征等。

二、发病机制

肝功能衰竭的发病机制因病因不同而有较大的区别。

1. 病毒

作为始动因素，引起机体一系列免疫反应，抗原与抗体在肝脏网织内皮系统的强反应性免疫应答，导致大面积肝细胞坏死。在此情况下，作为内毒素主要解毒场所的枯否细胞也受到损伤，来自肠道的内毒素本身及其诱导产生的肿瘤坏死因子（TNF）与病毒一起，引起更多的肝细胞溶解和坏死。内毒素也可造成毛细胆管损伤，使胆汁引流量下降，胆汁淤积，损伤肝脏的排泄功能和清除能力。内毒素还可使肝细胞的细胞色素氧化酶 P450 活性下降，干扰及降低肝脏对药物代谢与降解。

2. 对乙酰氨基酚

引起的 AHF 主要由于药量过大。药物的小部分可透过肝细胞的细胞色素 P450 系统，代谢成为具有对肝有高度毒性的活性物质。一般情况下，肝内的谷胱甘肽（GSH）能与这些活性物质结合而解毒。超量用药可使肝内 GSH 耗竭，其代谢产物能与肝内大分子结合，造成肝细胞损害。

3. 氟烷

在肝内通过还原反应可转化氯二氟乙烯（CDF）、氯三氟乙烯（CTF）和无机氟化合物，前二者为自由基或含负氧离子的中间代谢产物，能与大分子结合并使膜脂质过氧化，造成肝细胞坏死。

4. 严重外伤、休克或细菌感染

可通过缺血缺氧、内毒素、再灌注时的氧自由基损伤和单核巨噬细胞系统被激活产生细胞因子，引起肝功能衰竭。急性胆道感染尤其容易造成肝脏损害。肝功能衰竭在 MSOF 的发生、发展中占有十分重要的地位。

三、病情评估

（一）症状

AHF 的临床表现以起病急、黄疸迅速加深，在起病 2 周内出现不同程度的肝性脑病为特征。

1. 黄疸

是 AHF 的主要表现之一，出现早，常在无明显自觉症状时即被发现，而且很快加深，血清总胆红素每日可上升 17.1 ~ 34.2 μmol/L，数天内即达 171 μmol/L 以上。随着肝细胞的进行性大面积坏死，患者迅速发生肝性昏迷，甚至死亡。

2. 肝性脑病

在 AHF 出现早，也是常见的症候。肝性脑病据其轻重程度分为 4 期。

Ⅰ期（前驱期）：轻度性格改变和行为失常，例如，欣快激动或淡漠少言，衣冠不整或随地便溺。应答尚准确，但吐词不清且较缓慢，可有扑翼（击）样震颤（Flapping Tremor 或 Asterixis），也称肝震颤。即嘱患者双眼紧闭，两臂平伸，肘关节固定，手掌向背侧伸展，手指分开时，可见到手向外侧偏斜，掌指关节、腕关节甚至肘与肩关节的急促而不规则的扑翼样抖动。当患者手紧握医生手 1 分钟，医生能感到患者抖动。脑电图多数正常，此期历时数日或数周，有时症状不明显，易被忽视。

Ⅱ期（昏迷前期）：以意识错乱、睡眠障碍、行为失常为主。Ⅰ期的症状加重，定向力和理解力均减退，对时间、地点、人的概念混乱，不能完成简单的计算和智力构图（如搭积木、用火柴杆摆五角星等）。言语不清、书写障碍、举止反常也很常见。多有睡眠时间倒错，昼睡夜醒，甚至有幻觉、恐惧、狂躁，而被看成一般精神病。此期患者有明显神经体征，如腱反射亢进、肌张力增高、踝痉挛及 Babinski 征阳性等。此期扑翼样震颤存在，脑电图有特征性异常。患者可出现不随意运动及运动失调。

Ⅲ期（昏睡期）：以昏睡和精神错乱为主，各种神经体征持续或加重，大部分时间患者呈昏睡状态，但可以唤醒。醒时尚可应答问话，但常有神志不清和幻觉。扑翼样震颤仍可引出。肌张力增加，四肢被动运动常有抗力。锥体束征常呈阳性，脑电图有异常波形。

Ⅳ期（昏迷期）：神志完全丧失，不能唤醒。浅昏迷时，对疼痛刺激和不适体位尚有反应，腱反射和肌张力仍亢进；由于患者不能合作，扑翼样震颤无法引出。深昏迷时，各种反射消失，肌张力降低，瞳孔常散大，可出现阵发性惊厥、踝阵挛和换气过度。脑电图明显异常。

3. 脑水肿

AHF 脑水肿均发生在Ⅲ~Ⅳ度肝性脑病基础上，肝性脑病和脑水肿两者难以区别。通过临床和病理对照，合并脑水肿的诊断标准包括：在昏迷基础上，程度迅速加深；频繁抽搐；呼吸不规则；瞳孔异常变化；血压持续升高；视神经盘水肿。具有以上 3 项并参考次要表现如肌张力显著增高、频繁呕吐、球结膜水肿等一般可做出诊断。早期诊断，避免患者发生脑疝，甚至死亡。组织学检查发现患者的脑白质结构疏松，神经细胞、胶质细胞、血管内皮细胞胞浆肿胀透明，脑小血管充血、瘀血，神经细胞和血管周围间隙水肿增宽，提示肝功能衰竭时，脑水肿性质属细胞毒性兼血管源性。

4. 肺水肿

AHF 时的肺水肿为非心源性，主要是肺毛细血管通透性增加造成，与呼吸窘迫综合征（ARDS）相似。组织学检查为肺间质水肿，毛细血管扩张充血，可见纤维蛋白微血栓，肺泡腔充塞水肿液，部分肺泡群塌陷不张，完全符合 ARDS 的病理特点。AHF 是肠血管活性肽等有害物质作用于肺循环，可能是肺水肿主要发病机制之一。

（二）病情分期

根据 AHF 的病情轻重分为 3 期。

1. 早期

血清总胆红素每日上升≥17 μmol/L，凝血酶原活动度（PTA）≤40%或出现Ⅰ期或Ⅱ期肝性脑病。

2. 中期

肝脏有缩小，肝性脑病Ⅱ期或以上，或PTA≤30%。

3. 晚期

出现难治性并发症如Ⅱ期以上肝性脑病、脑水肿、脑疝、严重感染、PTA≤20%或难以纠正的电解质紊乱等。

四、救治原则

加强支持治疗，预防和及时处理并发症，维持各脏器功能，为肝细胞再生赢得时间和条件。必要时行人工肝或肝脏移植治疗。

1. 内科综合治疗

目前肝功能衰竭的内科治疗尚缺乏特效药物和手段。原则上强调早期诊断、早期治疗，针对不同病因采取相应的综合治疗措施，并积极防治各种并发症。

（1）一般支持治疗：①卧床休息，减少体力消耗，减轻肝脏负担；②加强病情监护；③宜摄入高糖、低脂、适量蛋白饮食；进食不足者，每日静脉补给足够的液体和维生素，保证每日1 500 kcal以上的热量；④积极纠正低蛋白血症，补充清蛋白或新鲜血浆，并酌情补充凝血因子；⑤注意纠正水、电解质及酸碱平衡紊乱，特别注意纠正低钠、低氯、低钾血症和碱中毒；⑥注意消毒隔离，加强口腔护理，预防院内感染发生。

（2）针对病因和发病机制的治疗：①针对病因治疗或特异性治疗，HBV-DNA阳性的肝功能衰竭患者，在知情同意的基础上可尽早酌情使用核苷类似物如拉米夫定、阿德福韦酯、恩替卡韦等，但应注意后续治疗中病毒变异和停药后病情加重的可能；药物性肝功能衰竭应首先停用可能导致肝损害的药物；对乙酰氨基酚中毒所致者，给予N-乙酰半胱氨酸治疗，肝功能衰竭出现前口服活性炭，N-乙酰半胱氨酸静脉滴注；毒蕈中毒根据欧美的临床经验可应用水飞蓟宾素或青霉素G；②免疫调节治疗，目前对于肾上腺皮质激素在肝功能衰竭治疗中的应用存在不同意见；非病毒感染性肝功能衰竭，如自身免疫性肝病及急性乙醇中毒等，其他原因所致的肝功能衰竭早期，若病情发展迅速且无严重感染、出血等并发症者，可酌情使用；为调节肝功能衰竭患者机体的免疫功能，减少感染等并发症，可使用胸腺素α₁等免疫调节剂；③促肝细胞生长治疗，为减少肝细胞坏死，促进肝细胞再生，可考虑使用促肝细胞生长素和前列腺E₁脂质体等药物，但疗效尚需进一步确认；④其他治疗，应用肠道微生态调节剂、乳果糖或拉克替醇，减少肠道细菌或内毒素血症；可选用改善微循环药物及抗氧化剂，如N-乙酰半胱氨酸和还原型谷胱甘肽等治疗。

2. 防治并发症

（1）肝性脑病：①去除诱因，如严重感染、出血及电解质紊乱等；②限制蛋白饮食；③应用乳果糖或拉克替醇，口服或高位灌肠，酸化肠道，促进氨的排出，减少肠源性毒素吸收；④视患者的电解质和酸碱失衡情况，应用精氨酸、鸟氨酸-门冬氨酸等降氨药物；⑤使用支链氨基酸或支链氨基酸与精氨酸混合制剂，纠正氨基酸失衡；⑥人工肝支持治疗。

（2）脑水肿：①颅内压增高者，给予高渗性脱水剂，如甘露醇或甘油果糖，但肝肾综合征患者慎用；②袢利尿剂，一般选用呋塞米，可与渗透性脱水剂交替使用；③人工肝支持治疗。

（3）肝肾综合征：①大剂量袢利尿剂冲击，可用呋塞米持续泵入；②限制液体入量，24 小时总入量不超过尿量加 500～700 mL；③肾灌注压不足者可应用清蛋白扩容或用特利加压素等药物，但急性肝功能衰竭患者慎用特利加压素，以免因脑血流量增加而加重脑水肿；④人工肝支持治疗。

（4）感染：①肝功能衰竭患者容易合并感染，常见原因是机体免疫功能低下、肠道微生态失衡、肠黏膜屏障作用降低及侵袭性操作较多等；常见感染包括自发性腹膜炎、肺部感染和败血症等；常见病原体为大肠埃希菌等革兰阴性杆菌以及葡萄球菌、肺炎链球菌、厌氧菌、肠球菌等细菌，酵母菌等；②一旦出现感染，应首先根据经验用药，选用强效抗生素或联合应用抗生素，同时加服微生态调节剂。尽可能在应用抗生素前进行病原体分离及药敏试验，并根据药敏结果调整用药；同时注意防治二重感染。

（5）出血：①门脉高压性出血患者，为降低门脉压力首选生长抑素类似物，也可使用垂体后叶素或联合应用硝酸酯类药物；可用三腔管压迫止血或行内镜下硬化剂注射或套扎治疗止血；内科保守治疗无效时，可急诊手术治疗；②弥漫性血管内凝血患者，可给予新鲜血浆、凝血酶原复合物和纤维蛋白原等补充凝血因子，血小板显著减少者可输注血小板，给予小剂量低分子肝素或普通肝素，有纤溶亢进证据者可应用氨甲环酸或氨甲苯酸等抗纤溶药物。

3. 人工肝支持治疗

人工肝是指通过体外的机械、理化或生物装置，清除各种有害物质，补充必需物质，改善内环境，暂时替代衰竭肝脏部分功能的治疗方法，能为肝细胞再生及肝功能恢复创造条件或等待机会进行肝移植。

4. 肝移植

是治疗晚期肝功能衰竭最有效的治疗手段。肝移植有多种手术方式，以同种异体原位肝移植多见。

各种原因所致的中晚期肝功能衰竭，经积极内科和人工肝治疗效果欠佳；各种类型的终末期肝硬化。

五、护理措施

1. 体位

原则上应绝对卧床休息，减少体力消耗，减轻肝脏负担。

2. 保肝药物治疗

迅速建立静脉通路，遵医嘱正确给予药物治疗，观察疗效与不良反应。补充适量的水、电解质、维生素和微量元素，纠正体内的各种代谢失衡，维持内环境的稳定。按医嘱准确使用各种保肝药物。

3. 防治并发症

密切观察病情，防止并发症的发生。特别是预防上消化道出血、肝肾综合征和感染的发生。可适当输注新鲜血浆，以补充凝血因子；给予抑酶制剂，以防消化道出血；减少侵入性操作等，防止外源性感染。

4. 密切监测各项指征

（1）循环功能，血压、脉搏、心电图、中心静脉压及尿量。

（2）呼吸功能，血气分析。

（3）凝血功能监护，凝血时间，凝血酶原活动度，纤维蛋白原及凝血因子V、Ⅶ、Ⅸ、X等和血小板。

（4）肝功能，胆红素、血氨、氨基酸、转氨酶及清蛋白等。

5. 安全防护

观察患者有无性格和行为的改变，定向力、计算力有无下降以及神志情况，及时发现肝性脑病先兆，及时去除诱因和给予治疗。对于肝性昏迷患者，要加强看护，加用安全防护措施，如用床挡，用约束带固定四肢，必要时用床单固定患者胸部，松紧适宜，保证血流畅通，慎用镇静剂。必要时可以用水合氯醛灌肠。

6. 心理护理

患者意识恢复后，应指导患者保持安静，保持乐观情绪，消除恐惧心理，增强战胜疾病的信心，以最佳心理状态配合治疗。必要时可留一位亲属陪伴患者，护士应与患者及其家属保持密切接触，提供情感支持。

7. 饮食护理

遵循饮食治疗原则，给予低脂、高热量、低盐、清淡、新鲜、易消化的食物，戒烟酒，忌辛辣刺激性食物。少量多餐，合理调整食谱，保证食物新鲜可口。避免进食高蛋白饮食，有腹腔积液和肾功能不全患者应控制钠盐摄入量（≤1 g/d）。少尿时可用利尿剂，有肝性脑病先兆者可予鼻饲流质，忌食蛋白，防止血氨增高而致昏迷，有消化道出血者应禁食。

8. 肠道护理

灌肠可清除肠内积血，使肠内保持酸性环境，减少氨的产生和吸收。协助患者取左侧卧位，用37～38℃的温水100 mL加食醋50 mL灌肠，每天1～2次，或乳果糖500 mL+温水500 mL保留灌肠（肝性脑病患者禁用肥皂水灌肠），使血氨降低。AHF患者病情危重、变化快，病死率高，临床护理人员要密切观察病情变化，认真分析病情，准确判断病情。发现异常情况及时向医生汇报，及时准确处理，防止并发症的发生，挽救肝功能衰竭患者的生命。

9. 预防感染

感染是促进病情恶化的常见诱因，环境卫生和饮食卫生都应严格要求，所有医源性操作要严格掌握适应证和遵守操作规程。注意观察患者的体温、血常规及各器官是否存在感染，常见的感染部位是口腔、肺部、腹腔、肠道等，应注意观察，早期发现，尽早治疗。做好口腔护理，定时翻身，清除呼吸道分泌物，防止口腔和肺部感染。遵医嘱按时应用各种抗菌药物。

10. 健康指导

告知患者日常生活中应尽可能避免AHF的病因，并指导患者及其家属做好消毒隔离工作，对家中其他成员预防注射乙肝疫苗。嘱患者按医嘱用药，不滥用药物，特别应禁用损害肝脏的药物，且发现不良反应及时就诊。避免从事重体力劳动以及高强度、高负荷工作，不做剧烈运动；指导患者制订科学饮食计划并坚持执行，多进食蔬菜、水果、高蛋白质、高维生素及易消化食物。

六、常见护理问题

1. 急性意识障碍

与肝功能减退、血氨增高等所致脑代谢紊乱有关。

（1）将患者置于易观察的单人房间内，给予重点照顾和观察，最好有专人陪伴。严密观察意识和生命体征的变化，并随时记录。

（2）昏迷者应绝对卧床休息，保持环境安静，避免各种刺激，并酌情加床挡或保护性约束。一般采取仰卧头高脚低位，头偏向一侧，取下假牙。

（3）保持呼吸道通畅、吸氧，定时翻身、拍背。如呼吸道不畅，缺氧加重时，可采用气管切开术或用人工呼吸机，并给予相应护理。

（4）维持水、电解质平衡，保证患者有足够（但不要过多）入量，密切观察脱水及电解质紊乱表现，准确记录每日出入量，长期意识障碍患者可鼻饲补充水分及营养。

2. 营养失调——低于机体需要量

与进食减少、严重呕吐有关。

（1）评估患者营养不良的程度。

（2）了解患者的饮食习惯，帮助患者及其家属识别营养状态下降的有关因素，认识增加营养摄取是适应机体代谢及治疗过程的需要，解释营养在治疗过程中的重要性。

（3）创造良好的进食情境，包括患者的情绪、环境、体位舒适等。呼吸道分泌物多者，餐前先清理呼吸道，避免进餐中间和餐后30分钟内吸痰，以防情绪不佳及局部刺激致呕吐，甚至反流窒息。

（4）监测进餐前后有无胃部饱满、腹胀，有无腹泻、便秘；记录出入量。

3. 生活自理能力缺陷

与意识障碍有关。

（1）每15~30分钟巡视1次，及时发现患者生活所需并予以解决。

（2）将呼叫器及生活用品放在患者伸手可及之处，以便及时呼救和拿取。

（3）协助患者洗漱、进食、大小便，并及时倾倒排泄物。

（4）对绝对卧床的患者，帮助其床上洗头，每周1次，床上擦浴每天1次，冬天每周1~2次。

（5）保持床单位整洁，做好预防压疮护理。

（刘媛媛）

第十节 多器官功能障碍综合征

多器官功能障碍综合征（MODS）是指机体遭受严重创伤、休克、感染及外科大手术等机械损伤24小时后，2个或2个以上的器官或系统同时或序贯发生功能障碍或衰竭，不能维持自身的生理功能，从而影响全身内环境稳定的临床综合征。本综合征在概念上强调原发致病因素是急性的，器官功能不全是多发的、进行的、动态的，器官功能障碍是可逆的，可在其发展的任何阶段进行干预治疗，功能可望恢复。

一、病因

任何可引起全身炎症反应的疾病均可发生 MODS，如严重创伤、心脏骤停复苏后、严重急腹症、脓毒血症、妇科急症等。患者如患有冠心病、肝硬化、慢性肾衰竭、糖尿病、系统性红斑狼疮、营养不良等时，更易发生 MODS；输血、输液、用药或呼吸机使用不当也是 MODS 的诱因。

1. 严重创伤

严重的创（烧、战）伤是诱发 MODS 的基本因素之一。严重创伤、大面积烧伤和侵袭性大手术、冻伤、挤压综合征导致的组织损伤常引起急性肺、心、肾、肝、消化道和凝血等脏器、系统功能衰竭。

2. 休克

各脏器常因血流不足而呈低灌流状态，组织缺血、缺氧，毒性物质蓄积等影响、损害各器官的功能，尤其是创伤大出血和严重感染引起的休克更易发生 MODS。

3. 严重感染

败血症时菌群紊乱、细菌移位及局部感染病灶也是发生 MODS 的主要因素之一。

4. 大量输血、输液及药物使用不当

大量输血后微小凝集块可导致肺功能障碍，凝血因子的缺乏能造成出血倾向；输液过多可使左心负荷增加，严重时能引起急性左心功能衰竭、肺水肿；长期、大量使用抗生素能引起肝、肾功能损害，肠道菌群紊乱；大量去甲肾上腺素等血管收缩药可引起血管的强烈收缩，造成组织灌注不良。

5. 心跳、呼吸骤停

造成各脏器缺血、缺氧，而复苏后又可引起"再灌注"损害，这样可发生 MODS。随着 CPR 技术的不断发展，心肺复苏的成功率日渐提高，自主循环恢复后常发生心血管功能和血流动力学的紊乱，表现为低血容量休克、心源性休克和全身炎症反应综合征（SIRS）。复苏后出现的 MODS 及复苏后多器官功能障碍综合征（post-resuscitation MODS，PR-MODS/PRM）在临床上也越发常见。

二、发病机制

1. 炎症失控假说

炎症反应学说是 MODS 最基本的发病机制。MODS 是由于机体受到创伤和感染刺激而发生的炎症反应过于强烈以至促炎-抗炎失衡，从而损伤自身细胞的结果。MODS 发病过程中除感染或创伤引起的毒素释放和组织损伤外，主要通过内源性介质的释放引起全身炎症反应，目前把这些统称为 SIRS。

2. 缺血—再灌注损伤与自由基学说

缺血再灌注和自由基损伤是 MODS 的重要机制之一。近年来，人们在缺血—再灌注损伤学说中，又引入内皮细胞与白细胞相互作用引起器官实质细胞损伤的观点，即血管内皮细胞（EC）能通过多种凝血因子和炎症介质，与多形核白细胞（PMN）相互作用，产生黏附连锁反应，导致器官微循环障碍和实质器官损伤。

3. 肠屏障功能损伤及肠道细菌移位

胃肠道是创伤、急腹症及大手术等危重患者并发脓毒血症的重要细菌和（或）内毒素来源，是 MODS 始动器官之一。由于禁食、制酸剂、抗生素等的不合理应用，肠道菌群失调，肠道屏障功能破坏、通透性升高、动力丧失、细菌移位，均成为 MODS 患者菌血症来源。

4. 应激基因理论

应激基因反应是指一类由基因程序控制，能对环境应激刺激作出反应的过程，如热休克反应、氧化应激反应、紫外线反应、急性期反应等。应激基因反应能促进创伤、休克、感染、炎症等应激打击后细胞代谢所需的蛋白合成。应激基因引起的细胞功能改变的最终后果，是导致机体不再能对最初或以后的打击作出反应，而发生 MODS。

5. 两次打击和双击预激假说

最早的严重损伤可视为第一次打击，在该次打击时，可使全身免疫系统处于预激状态，此后，如果病情平稳，则炎症反应逐渐消退，损伤的组织得以修复。当受到再次打击时，全身炎症反应将成倍扩增，可超大量地产生各种继发性炎症介质。

三、病情评估

（一）临床表现

主要临床表现为各系统器官的功能变化。肺脏是衰竭发生率最高、发生最早的器官。肠黏膜屏障功能在 MODS 发病过程中较早受损或衰竭，特别是在严重创伤合并休克和再灌流损伤时表现突出。由于胃肠道是人体内最大的细菌和内毒素库，肠屏障受损能引起肠道细菌移位和门静脉内毒素血症，从而激活肝脏单核-巨噬细胞系统，启动全身炎症反应。随着 MODS 的进展，常可出现肝肾功能衰竭及胃肠道出血，而心血管或血液系统通常是 MODS。

（二）病情判断

MODS 的主要诊断依据包括：①存在诱发 MODS 的病史或病症；②存在全身炎症反应综合征和（或）代偿性抗炎反应综合征的临床表现，脓毒血症或免疫功能障碍的表现及相应的临床症状；③存在 2 个或 2 个以上系统或器官功能障碍。

四、救治原则

对于 MODS 目前尚缺有效治疗方法。一旦发生 MODS，病死率极高，处理 MODS 的关键是预防。因此应尽早识别 MODS 的高危因素，如原发疾病的严重性、严重创伤、脓毒症或严重感染等，进行动态观察和监测。对高危患者早期给予免疫治疗、抗炎治疗和其他支持疗法。MODS 发生后，应维持内环境稳定、纠正低氧血症和低蛋白血症，提供充分营养代谢支持，予以救治。对 MODS 应积极寻找感染灶，选用高效广谱抗生素控制感染。

五、护理措施

1. 了解 MODS 发生原因

尤其是了解严重多发伤、复合伤、休克、感染等是常见发病因素，做到掌握病程发展规律性并有预见性地护理。

2. 了解系统脏器衰竭的典型表现和非典型表现

如非少尿性肾衰竭、非心源性肺水肿、非颅脑疾病的意识障碍、非糖尿病性高血糖等。

3. 加强病情观察

（1）体温：MODS多伴各种感染，一般情况下血温、肛温、皮温间各差0.5～1.0℃。当严重感染合并脓毒血症休克时，体温可高达40℃以上，而当体温低于35℃以下，提示病情十分严重，常是危急或临终表现。

（2）脉搏：观察脉搏快慢、强弱、是否规律和血管充盈度及弹性，其常反映血容量和心脏、血管功能状态；注意交替脉、短绌脉、奇脉等表现，尤其要重视细速和缓慢脉象，其提示心血管衰竭。

（3）呼吸：观察呼吸的快慢、深浅、是否规律等，观察是否伴有发绀、哮鸣音、"三凹"征（胸骨上窝、锁骨上窝、肋间隙凹陷）、强迫体位及胸腹式呼吸等，观察有否深大Kussmaul呼吸、深浅快慢变化的Cheyne-Stokes呼吸、周期性呼吸暂停的Biot呼吸、胸或腹壁出现矛盾活动的反常呼吸以及点头呼吸、鱼嘴呼吸等，这些均属垂危征象。

（4）血压：血压能反映器官的灌注情况，尤其血压低时注意重要器官的保护。MODS时不但要了解收缩压，也要注意舒张压和脉压，因其反映血液的微血管冲击力。重视测血压时听声音的强弱，此也反映心脏与血管功能状况。

（5）意识：注意观察意识状况及昏迷程度。MODS时，脑受损可出现嗜睡、朦胧、谵妄、昏迷等，观察瞳孔大小、对光反射和睫毛反射。注意识别中枢性与其他原因所造成的征象。

（6）心电监测：密切观察心率、心律和心电图（ECG）变化并及时处理。尤其注意心律失常的心电图表现。

（7）尿：注意尿量、色、比重、酸碱度和尿尿素氮、肌酐的变化，警惕非少尿性肾衰竭。

（8）皮肤：注意皮肤颜色、湿度、弹性、皮疹、出血点、瘀斑等，观察有无缺氧、脱水、过敏、DIC等现象。加强皮肤护理，防治压疮发生。

（9）药物反应：注意观察洋地黄中毒，利尿剂所致电解质紊乱，降压药所致晕厥，抗生素过敏等药物反应。

4. 特殊监测的护理

MODS患者多为危重患者，较一般普通患者有特殊监测手段，如动脉血压的监测、中心静脉压监测，在护理此类管道时严格无菌操作原则；保证压力传感器在零点；经常肝素化冲洗管路，保证其通畅；随时观察参数变化，及时与医生取得联系。

5. 保证营养与热量的摄入

MODS时机体处于高代谢状态，体内能量消耗很大，患者消瘦，免疫功能受损，代谢障碍，内环境紊乱，故想方设法保证营养至关重要。临床上常通过静脉营养和管饲或口服改善糖、脂肪、蛋白质、维生素、电解质等供应。长链脂肪乳剂热量高但不易分解代谢，对肺、肝有影响，晚期应用中长链脂肪乳剂可避免以上弊端。微量元素（镁、铁、锌、硒等）和各种维生素的补充也应予以一定重视。

6. 预防感染

MODS时机体免疫功能低下，抵抗力差，极易发生感染，尤其是肺部感染，应予高度警惕。压疮是发生感染的另一途径。为此，MODS 患者最好住单人房，严格执行床边隔离和无菌操作，防止交叉感染。注意呼吸道护理，定时翻身拍背，有利于呼吸道分泌物排出和 ARDS 的治疗，室内空气要经常流通，定时消毒，医护人员注意洗手，杜绝各种可能的污染机会。

7. 安全护理

MODS 患者病情危重，时有烦躁，再加上身上常带有许多管道，所以要注意保护好管道，防止管道脱落和患者意外受伤显得非常重要，尤其在 ICU，没有家属的陪伴，应根据病情给予患者适当的约束，注意各种管道的刻度和接头情况。

8. 人工气道和机械通气的护理

保持呼吸道通畅，及时吸取气道分泌物，掌握吸痰时机和技巧；注意呼吸道湿化，常用的方法有呼吸机雾化、气道内直接滴住、湿化器湿化等；机械通气时注意根据血气分析结果调整呼吸机参数。

9. 心理护理

心理护理强调多与患者交流，了解其心理状况和需求后给予相应的护理措施，建立良好的护患关系；护士要具备过硬的业务技术水平和高度的责任心，能获得患者的信任，使患者树立战胜疾病的信心，积极配合治疗和护理。

（刘媛媛）

第五章

急性中毒护理

急性中毒是指有毒的化学物质短时间内或一次超量进入人体而造成组织、器官器质性或功能性损害。急性中毒发病急骤、症状凶险、变化迅速，如不及时救治，常危及生命。

第一节　概论

一、病因

1. 职业性中毒

是在工作过程中，由于不注意劳动保护或违反安全防护制度，密切接触有毒原料、中间产物或成品而发生的中毒。

2. 生活性中毒

由于误食或意外接触有毒物质、用药过量、自杀或故意投毒谋害等原因使过量毒物进入人体内而引起中毒。

二、中毒机制

1. 局部腐蚀刺激

强酸、强碱可吸收组织中的水分，并与蛋白质或脂肪结合，使细胞变性、坏死。

2. 缺氧

刺激性气体可引起喉头水肿、喉痉挛、支气管炎、肺炎或肺水肿，妨碍氧气吸入或影响肺泡的气体交换而引起缺氧。窒息性气体如一氧化碳、硫化氢、氰化物等可阻碍氧的吸收、转运或利用。

3. 麻醉作用

脑组织和细胞膜内脂质含量高，有机溶剂和吸入性麻醉剂有较强亲脂性，可通过血脑屏障进入脑内而抑制脑功能。

4. 抑制酶的活力

部分毒物或其代谢产物可通过抑制酶的活力而产生毒性作用，如有机磷杀虫药、氰化物、重金属等分别抑制胆碱酯酶、细胞色素氧化酶、含巯基酶等活力。

5. 干扰细胞膜或细胞器的生理功能

四氯化碳在体内经代谢产生的三氯甲烷自由基可作用于肝细胞膜中的不饱和脂肪酸，引起脂质过氧化，导致线粒体和内质网变性，肝细胞死亡。

6. 竞争受体

阿托品通过竞争性阻断毒蕈碱受体而产生毒性作用。

7. 干扰 DNA 及 RNA 合成

烷化剂芥子气可与 DNA 及 RNA 结合，造成染色体损伤，参与机体肿瘤的形成。

三、病情评估

（一）健康史

急性中毒临床表现复杂，多数症状缺乏特异性，因此接触史对于确诊具有重要意义。

（1）神志清楚者可询问患者本人，神志不清或企图自杀者应向患者家属、同事、亲友或现场目击者了解情况。

（2）对怀疑生活性中毒者，应详细了解患者的居住环境、既往病史、精神状态、长期服用药物种类、家中药品有无缺失，发病时身边有无药瓶、药袋等。

（3）怀疑食物中毒时，应调查进餐地点、餐饮种类、同餐进食者有无类似症状发生，注意查看剩余食物、呕吐物或胃内食物的气味、性状，是否有药物残渣等并及时送检。

（4）怀疑一氧化碳中毒时，需查问室内炉火、烟囱、通风情况，有无煤气泄漏、当时同室其他人员是否也有中毒表现等。

（5）对于职业性中毒，应详细询问职业史，包括工种、工龄、接触毒物种类和时间、环境条件、防护措施，先前是否发生过类似事故以及在相同的工作条件下，其他人员有无发病等。总之，对任何中毒都要了解发病现场情况，查明接触毒物证据。

（二）临床表现

1. 皮肤及黏膜

（1）灼伤：主要见于强酸、强碱、甲醛、苯酚、来苏尔等引起的腐蚀性损害，表现为糜烂、溃疡、痂皮等，但不同毒物呈现不同特征，如皮肤在硫酸灼伤后呈黑色、硝酸灼伤后呈黄色、盐酸灼伤后呈棕色、过氧乙酸灼伤后呈无色等。

（2）发绀：引起血液氧合血红蛋白不足的毒物中毒时可出现发绀，如亚硝酸盐、苯胺、麻醉药等中毒。

（3）樱桃红色：见于一氧化碳、氰化物中毒。

（4）黄疸：四氯化碳、鱼胆、毒蕈等中毒损害肝脏可出现黄疸。

（5）大汗、潮湿：常见于有机磷杀虫药中毒。

2. 眼

（1）瞳孔缩小：见于有机磷杀虫药、毒扁豆碱、毒蕈、吗啡等中毒。

（2）瞳孔扩大：见于阿托品、曼陀罗等中毒。

（3）视力障碍：见于甲醇、有机磷杀虫药、苯丙胺等中毒。

3. 呼吸系统

（1）刺激症状：各种刺激性及腐蚀性气体，如强酸雾、甲醛溶液等，可直接引起呼吸道黏膜严重刺激症状，表现为咳嗽、胸痛、呼吸困难，重者可出现喉痉挛、喉头水肿、肺水肿、急性呼吸窘迫甚至呼吸衰竭等。

（2）呼吸气味异常：有机溶剂的挥发性强，常伴特殊气味，如乙醇中毒呼出气有酒味，有机磷杀虫药有大蒜味，氰化物有苦杏仁味。

（3）呼吸加快：引起酸中毒的化学物质如水杨酸、甲醇等可兴奋呼吸中枢，中毒后呼吸加快。毒物引起脑水肿、肺水肿时，也可表现为呼吸加快。

（4）呼吸减慢：镇静催眠药、吗啡等中毒，可过度抑制呼吸中枢，使呼吸减慢。

4. 循环系统

（1）心律失常：洋地黄、夹竹桃等中毒时兴奋迷走神经；拟肾上腺素类、三环类抗抑郁药等中毒时兴奋交感神经；氨茶碱中毒时也可引起心律失常。

（2）休克：强酸、强碱引起严重化学灼伤后可致血浆渗出，发生低血容量性休克；严重巴比妥类中毒可抑制血管中枢，引起外周血管扩张，发生休克。

（3）心搏骤停：洋地黄、奎尼丁、锑剂等中毒可致心肌毒性作用而心搏骤停；可溶性钡盐、棉酚中毒可致严重低钾血症而心搏骤停。

5. 消化系统

（1）几乎所有毒物均可引起呕吐、腹泻等症状，重者可致胃肠道穿孔及出血坏死性肠炎。

（2）呕吐物的颜色和气味，高锰酸钾呈红色或紫色；有机磷杀虫药有大蒜味。

（3）口腔炎，腐蚀性毒物如汞蒸气、有机汞化合物等可引起口腔黏膜糜烂、齿龈肿胀和出血等。

（4）肝脏受损，毒蕈、四氯化碳中毒可损害肝脏引起黄疸、转氨酶升高、腹水等。

6. 神经系统

（1）中毒性脑病：有机磷杀虫药可直接作用于中枢神经系统，引起各种神经系统症状及脑实质损害；一氧化碳中毒引起的缺氧及血液循环障碍可导致程度不等的意识障碍、抽搐、精神症状等，严重者出现颅内压增高。

（2）中毒性周围神经病：如铅中毒所致脑神经麻痹，砷中毒所多发性神经炎。

7. 泌尿系统

（1）肾缺血：引起休克的毒物可致肾缺血。

（2）肾小管坏死：见于升汞、四氯化碳、氨基糖苷类抗生素、毒蕈等中毒。

（3）肾小管堵塞：砷化氢中毒可引起血管内溶血，砷-血红蛋白复合物、砷氧化物、破碎红细胞及血红蛋白管型等可堵塞肾小管，磺胺结晶也可堵塞肾小管，最终均可导致急性肾衰竭。

8. 血液系统

（1）白细胞减少和再生障碍性贫血：见于氯霉素、抗肿瘤药、苯等中毒。

（2）溶血性贫血：见于砷化氢、苯胺、硝基苯等中毒。

（3）出血：阿司匹林、氯霉素、氢氯噻嗪、抗肿瘤药物中毒可引起血小板异常，肝素、双香豆素、水杨酸类、蛇毒等中毒可导致凝血功能障碍。

（三）辅助检查

1. 血液检查

（1）外观：①褐色，见于高铁血红蛋白血症，如亚硝酸盐、苯胺、硝基苯等中毒；②粉红色，见于急性溶血，如砷化氢、苯胺、硝基苯等中毒。

（2）生化检查：①肝功能异常，见于四氯化碳、硝基苯、毒蕈、氰化物、蛇毒、乙酰氨基酚、重金属等中毒；②肾功能异常，见于氨基糖苷类抗生素、蛇毒、生鱼胆、毒蕈、重金属等中毒；③低钾血症，见于可溶性钡盐、排钾利尿药、氨茶碱、棉酚等中毒。

（3）凝血功能检查：凝血功能异常多见于抗凝血类灭鼠药、水杨酸类、肝素、蛇毒、毒蕈等中毒。

（4）动脉血气分析：低氧血症见于刺激性气体、窒息性毒物等中毒；酸中毒见于水杨酸类、甲醇等中毒。

（5）异常血红蛋白检测：碳氧血红蛋白浓度增高见于一氧化碳中毒；高铁血红蛋白血症见于亚硝酸盐、苯胺、硝基苯等中毒。

（6）酶学检查：全血胆碱酯酶活力下降见于有机磷杀虫药、氨基甲酸酯类杀虫药等中毒。

2. 尿液检查

（1）肉眼血尿：见于影响凝血功能的毒物中毒。

（2）蓝色尿：见于含亚甲蓝的药物中毒。

（3）绿色尿：见于麝香草酚中毒。

（4）橘黄色尿：见于氨基比林等中毒。

（5）灰色尿：见于酚或甲酚中毒。

（6）结晶尿：见于扑痫酮、磺胺等中毒。

（7）镜下血尿或蛋白尿：见于升汞、生鱼胆等中毒。

3. 毒物检测

理论上是诊断中毒最为客观的方法，其特异性强，应采集患者的血、尿、便、呕吐物、剩余食物、首次抽吸的胃内容物、遗留毒物、药物和容器等送检，检验标本尽量不放防腐剂，并尽早送检。但因毒物检测敏感性较低，加之技术条件的限制和毒物理化性质的差异，很多中毒患者体内并不能检测到毒物。因此，诊断中毒时不能过分依赖毒物检测。

（四）病情判断

1. 一般情况

包括神志、体温、脉搏、呼吸、血压、血氧饱和度、皮肤色泽、瞳孔、心率、心律、尿量、尿性状等。生命体征的变化与病情严重程度基本吻合。

2. 中毒相关情况

毒物的种类、剂量，中毒时间，院前处置情况等。

3. 有无严重并发症及病情危重的信号

（1）深度昏迷。

（2）癫痫发作。

（3）高热或体温过低。

（4）高血压或休克。

（5）严重心律失常。

（6）肺水肿。

（7）吸入性肺炎。

（8）呼吸功能衰竭。

（9）肝衰竭。

（10）少尿或肾衰竭。

四、救治原则

急性中毒的特点是发病急骤、来势凶猛、进展迅速、病情多变，因此医护人员必须争分夺秒地进行有效救治。

（一）立即终止接触毒物

1. 迅速脱离有毒环境

在评估环境安全的情况下，对吸入性中毒患者，应迅速将其搬离有毒环境，移至空气清新的安全地方，并解开衣扣；对接触性中毒患者，立即将其撤离中毒现场，除去污染衣物，用敷料除去肉眼可见的毒物。

2. 维持基本生命体征

若患者出现呼吸、心搏骤停，应立即进行心肺复苏，迅速建立静脉通路，尽快采取相应的救治措施。

（二）清除尚未吸收的毒物

1. 吸入性中毒的急救

将患者搬离有毒环境后，移至上风或侧风方向，使其呼吸新鲜空气；保持呼吸道通畅，及时清除呼吸道分泌物，防止舌后坠；及早吸氧，必要时可使用呼吸机或采用高压氧治疗。

2. 接触性中毒的急救

用大量清水（特殊毒物也可选用酒精、肥皂水、碳酸氢钠、醋酸等）冲洗接触部位的皮肤、毛发、指甲。清洗时切忌用热水或用少量水擦洗，以防止促进局部血液循环，加速毒物的吸收。若眼部接触到毒物，不应试图用药物中和，以免发生化学反应造成角膜、结膜的损伤，应选用大量清水或等渗盐水冲洗，直至石蕊试纸显示中性为止。皮肤接触腐蚀性毒物时，冲洗时间应达到15～30分钟，并可选择相应的中和剂或解毒剂冲洗。

3. 食入性中毒的急救

常用催吐、洗胃、导泻、灌肠、使用吸附剂等方法清除胃肠道尚未吸收的毒物。毒物清除越早、越彻底，病情改善越明显，预后越好。

（三）促进已吸收毒物的排出

1. 利尿

主要用于以原形由肾脏排泄的毒物，加强利尿可促进毒物排出。

2. 供氧

一氧化碳中毒时，吸氧可促进碳氧血红蛋白解离，加速一氧化碳排出。高压氧治疗是一氧化碳中毒的特效疗法。

3. 血液净化

常用方法包括血液透析、血液灌注和血浆置换。

（四）特效解毒剂的应用

对于部分毒物中毒，在清除毒物的同时，可尽快使用有效拮抗剂和特效解毒剂进行解毒。

1. 金属中毒解毒药

此类药物多属于螯合剂。

2. 高铁血红蛋白血症解毒药

小剂量亚甲蓝（美蓝）可使高铁血红蛋白还原为正常血红蛋白，用于治疗亚硝酸盐、苯胺、硝基苯等中毒引起的高铁血红蛋白血症。需注意药液外渗时易引起组织坏死，且大剂量亚甲蓝的效果相反，可引起高铁血红蛋白血症。

3. 氰化物中毒解毒药

一般采用亚硝酸盐-硫代硫酸钠疗法。中毒后，立即给予亚硝酸盐，适量的亚硝酸盐可使血红蛋白氧化，产生一定量的高铁血红蛋白。高铁血红蛋白除了能与血液中的氰化物形成氰化高铁血红蛋白外，还能夺取已与氧化型细胞色素氧化酶结合的氰离子。氰离子与硫代硫酸钠形成毒性低的硫氰酸盐而排出体外。用法：立即吸入亚硝酸异戊酯，继而以3%亚硝酸钠溶液缓慢静脉注射，随即用50%硫代硫酸钠缓慢静脉注射。

4. 有机磷杀虫药中毒解毒药

如阿托品、碘解磷定、氯解磷定、双复磷等。

5. 中枢神经抑制剂中毒解毒药

（1）纳洛酮：是阿片受体拮抗剂，对麻醉镇痛药引起的呼吸抑制有特异性拮抗作用；对急性酒精中毒、镇静催眠药中毒引起的意识障碍也有较好的疗效。

（2）氟马西尼：为苯二氮䓬类中毒的拮抗药。

（五）对症治疗

很多毒物迄今尚无特异性解毒剂或有效拮抗剂。急性中毒时，积极的对症支持治疗，是帮助患者渡过难关、维持重要脏器功能的另一重要抢救措施。

1. 高压氧治疗

主要适应证：①急性一氧化碳中毒；②急性硫化氢、氰化物中毒；③急性中毒性脑病；④急性刺激性气体中毒所致肺水肿。

2. 支持治疗

保持呼吸道通畅并给予必要的营养支持。

3. 预防感染

选用适当抗生素防治感染。

4. 对症治疗

应用巴比妥类、地西泮等药物抗惊厥治疗。对心搏骤停、高热、脑水肿、肺水肿、休克、心律失常、心力衰竭、呼吸衰竭、肝肾衰竭、电解质及酸碱平衡紊乱等情况均应给予积极救治。

五、护理措施

1. 即刻护理措施

保持呼吸道通畅，及时清除呼吸道分泌物，根据病情给予氧气吸入，必要时气管插管。

2. 洗胃护理

（1）严格掌握洗胃的适应证、禁忌证。

（2）洗胃前做好各项准备工作。洗胃时严格规范操作，插胃管动作要轻柔、快捷，插管深度要适宜。严密观察病情，首次抽吸物应留取标本做毒物鉴定。

（3）拔胃管时，要先将胃管尾部夹住，以免拔管过程中管内液体反流入气管；拔管后，立即嘱患者用力咳嗽，或用吸引器抽吸出患者口咽部或气管内的分泌物、胃内容物。

（4）洗胃后整理用物，观察并记录洗胃液的量、颜色及患者的反应，同时记录患者的基本生命体征。严格清洗和消毒洗胃机。

（5）防治洗胃并发症，如心搏骤停、窒息、胃穿孔、上消化道出血、吸入性肺炎、急性胰腺炎、急性胃扩张、咽喉食管黏膜损伤及水肿、低钾血症、急性水中毒、胃肠道感染、虚脱及寒冷反应、中毒加剧等。

3. 病情观察

（1）及时发现患者是否新出现烦躁、惊厥、昏迷等神志改变以及昏迷程度是否发生变化；及时发现瞳孔大小及对光反射的变化，早期甄别脑水肿、酸碱失衡等。

（2）密切观察患者神志、瞳孔、体温、脉搏、呼吸、血压、心率、血氧饱和度等生命体征的变化，及时发现呼吸频率、节律、幅度变化，及时发现并处理各种心律失常。

（3）密切观察皮肤色泽、湿润度、弹性的变化，如有皮肤溃疡、破损时应及时处理，防治感染。

（4）详细记录出入量，密切观察患者的尿量，尿液性状，每日进食进水量，口渴情况及皮肤色泽、弹性、出汗情况，注意血压与尿量的关系，及时给予适量补液。

（5）严重呕吐、腹泻者应详细记录呕吐物及排泄物的颜色和量，必要时留标本送检。

（6）注意追查血电解质、血糖、肝肾功能、血气分析等结果，以便及时对症处理。

4. 一般护理

（1）休息及饮食：急性中毒者应卧床休息、保暖，病情许可时，尽量鼓励患者进食。急性中毒患者应进食高蛋白、高碳水化合物、高维生素的无渣饮食；腐蚀性毒物中毒者应早期给予乳类等流质饮食。

（2）口腔护理：吞服腐蚀性毒物者应特别注意其口腔护理，密切观察患者口腔黏膜的变化。

（3）对症护理：昏迷者尤其须注意保持呼吸道通畅，维持其呼吸循环功能，做好皮肤护理，定时翻身，防止压疮发生；惊厥时应保护患者避免受伤，应用抗惊厥药物；高热者给予降温；尿潴留者给予导尿等。

（4）心理护理：细致评估患者的心理状况，尤其对服毒自杀患者，要做好其心理护理，防范患者再次自杀。

5. 健康教育

（1）加强防毒宣传：在厂矿、农村、城市居民中结合实际情况，向群众介绍有关中毒的预防和急救知识。

（2）不吃有毒或变质的食品：如无法辨别有无毒性的蕈类，怀疑为杀虫药毒死的家禽，河豚鱼，棉子油，新鲜腌制咸菜或变质韭菜、菠菜等，均不可食用。

（3）加强毒物管理：严格遵守有关毒物的防护和管理制度，加强毒物保管。厂矿中有毒物质的生产设备应密闭化，防止化学物质跑、冒、滴、漏。生产车间和岗位应加强通风，防止毒物聚积导致中毒。农药中杀虫剂和杀鼠剂毒性很强，要加强保管，标记清楚，防止误食。

（刘香香）

第二节 有机磷杀虫药中毒

有机磷杀虫药是当今生产和使用最多的农药，大多属于剧毒或高毒类。其性状多呈油状或结晶状，色泽呈淡黄色至棕色，稍有挥发性，且有蒜味。一般难溶于水，不易溶于多种有机溶剂，在酸性环境中稳定，在碱性条件下易分解失效。但甲拌磷和三硫磷耐碱，敌百虫遇碱则变成毒性更强的敌敌畏。

一、毒物分类

根据大鼠急性经口进入体内的半数致死量（LD50），将我国生产的有机磷杀虫药分为4类。

1. 剧毒类

LD50 < 10 mg/kg，如甲拌磷（3911）、内吸磷（1059）、对硫磷（1605）、丙氟磷（DFP）、速灭磷等。

2. 高毒类

LD50 为 10~100 mg/kg，如甲基对硫磷、甲胺磷、氧化乐果、敌敌畏、久效磷、亚砜磷等。

3. 中度毒类

LD50 为 100~1 000 mg/kg，如乐果、乙硫磷、敌百虫、倍硫磷等。

4. 低毒类

LD50 为 1 000~5 000 mg/kg，如马拉硫磷、辛硫磷、碘硫磷等。

二、病因

1. 生产或使用不当

在农药生产、包装、保管、运输、销售、配制、喷洒过程中，由于防护不当、生产设备密闭不严、泄漏、使用不慎、进入刚喷药的农田作业或用手直接接触杀虫药原液等，可造成农药由皮肤或呼吸道吸收而中毒。毒物与眼的接触量虽不大，但饮酒、发热、出汗等可以促进毒物吸收而致中毒。

2. 生活性中毒

主要由于误服或自服杀虫药、饮用被杀虫药污染的水源或食用污染的食物所致。此种中毒途径一般要比由呼吸道吸入或从皮肤吸收中毒发病急、症状重。滥用有机磷杀虫药治疗皮肤病或驱虫也可发生中毒。

三、中毒机制

有机磷杀虫药的中毒机制主要是抑制体内胆碱酯酶的活性。正常情况下，胆碱能神经兴奋所释放的递质——乙酰胆碱不断被胆碱酯酶水解为乙酸及胆碱而失去活性。有机磷杀虫药能与体内胆碱酯酶迅速结合形成磷酰化胆碱酯酶，后者化学性质比较稳定，且无分解乙酰胆碱的能力，从而使体内乙酰胆碱大量蓄积，引起胆碱能神经先兴奋后抑制的一系列毒蕈碱样、烟碱样和中枢神经系统症状，严重者可昏迷甚至因呼吸衰竭而死亡。长期接触有机磷杀虫药的人群，可耐受体内逐渐增高的乙酰胆碱，虽然胆碱酯酶活力显著降低，但临床症状却可能较轻。

四、病情评估

（一）健康史

有口服、喷洒或其他方式的有机磷杀虫药接触史，应了解毒物种类、剂量，中毒途径，中毒时间和中毒经过。患者身体污染部位或呼出气、呕吐物中闻及有机磷杀虫药所特有的大蒜臭味更有助于诊断。

（二）临床表现

急性中毒发病时间与毒物种类、剂量和侵入途径密切相关。口服中毒者多在 10 分钟至 2 小时内发病；吸入中毒者可在 30 分钟内发病；皮肤吸收中毒者常在接触后 2 ~ 6 小时发病。

1. 毒蕈碱样症状

又称 M 样症状，出现最早，主要是副交感神经末梢兴奋所致，表现为平滑肌痉挛和腺体分泌增加。临床表现有恶心、呕吐、腹痛、腹泻、多汗、全身湿冷、流泪、流涎、流涕、尿频、大小便失禁、心跳减慢、瞳孔缩小（严重时呈针尖样缩小）、支气管痉挛和分泌物增加、咳嗽、气促等，严重患者可出现肺水肿。此类症状可用阿托品对抗。

2. 烟碱样症状

又称 N 样症状，由于乙酰胆碱在横纹肌神经肌肉接头处过度蓄积，持续刺激突触后膜上烟碱受体所致。临床表现为颜面、眼睑、舌、四肢和全身横纹肌发生肌纤维颤动，甚至强直性痉挛。患者常有肌束颤动、牙关紧闭、抽搐、全身紧束压迫感，后期可出现肌力减退和瘫痪，甚至呼吸肌麻痹，引起周围性呼吸衰竭。乙酰胆碱还可刺激交感神经节，促使节后神经纤维末梢释放儿茶酚胺，引起血压增高、心跳加快和心律失常。此类症状不能用阿托品对抗。

3. 中枢神经系统症状

中枢神经系统受乙酰胆碱刺激后可有头痛、头晕、疲乏、共济失调、烦躁不安、谵妄、抽搐和昏迷等表现，部分发生呼吸、循环衰竭而死亡。

（三）辅助检查

1. 全血胆碱酯酶活力（CHE）测定

是诊断有机磷杀虫药中毒的特异性实验指标，对判断中毒程度、疗效和预后均极为重要。正常人的 CHE 值为 100%，降至 70% 以下即有意义，但需注意的是 CHE 下降程度并不与病情轻重完全平行。

2. 尿中有机磷杀虫药分解产物测定

如对硫磷和甲基对硫磷在体内氧化分解生成对硝基酚，敌百虫分解转化为三氯乙醇，检测尿中的对硝基酚或三氯乙醇有助于中毒的诊断。

（四）病情判断

1. 轻度中毒

以毒蕈碱样症状为主，CHE 降为 70% ~ 50%。

2. 中度中毒

出现典型毒蕈碱样症状和烟碱样症状，CHE 为 50% ～ 30%。

3. 重度中毒

除毒蕈碱样症状和烟碱样症状外，出现脑水肿、肺水肿、呼吸衰竭、抽搐、昏迷等，CHE 降至 30% 以下。

五、救治原则

1. 迅速清除毒物

立即将患者撤离中毒现场，彻底清除未被机体吸收的毒物，如迅速脱去污染衣物，用肥皂水彻底清洗污染的皮肤、毛发、外耳道、手部、指甲，然后用微温水冲洗干净。口服中毒者，用清水反复洗胃，直至洗出液清亮为止，然后用硫酸钠导泻。

2. 紧急复苏

急性有机磷杀虫药中毒常因肺水肿、呼吸肌麻痹、呼吸衰竭而死亡，一旦发生上述情况，应紧急采取复苏措施：清除呼吸道分泌物，保持呼吸道通畅并给氧，必要时应用机械通气。心搏骤停时，立即行心肺复苏等抢救措施。

3. 应用解毒剂

（1）抗胆碱药：代表性药物为阿托品和盐酸戊乙奎醚。

（2）胆碱酯酶复能剂：能使被抑制的胆碱酯酶恢复活力，常用药物有碘解磷定、氯解磷定等。

（3）解磷注射液：为含有抗胆碱剂和复能剂的复方注射液，起效快，作用时间较长。解毒剂的应用原则为早期、足量、联合、重复用药。

4. 对症治疗

重度有机磷杀虫药中毒患者常伴有多种并发症，如酸中毒、低钾血症、严重心律失常、休克、消化道出血、肺内感染、DIC、MODS 等，应及时予以对症治疗。

六、护理措施

1. 即刻护理措施

维持有效通气功能，如及时有效地清除呼吸道分泌物、正确维护气管插管和气管切开、正确应用机械通气等。

2. 洗胃护理

（1）洗胃要及早、彻底和反复进行，直到洗出的胃液无农药味并澄清为止。

（2）若不能确定有机磷杀虫药种类，则用清水或 0.45% 盐水彻底洗胃。

（3）敌百虫中毒时应选用清水洗胃，忌用碳酸氢钠溶液和肥皂水洗胃。

（4）洗胃过程中应密切观察患者生命体征的变化，若发生呼吸、心搏骤停，应立即停止洗胃并进行抢救。

3. 用药护理

（1）阿托品：可与乙酰胆碱争夺胆碱能受体，阻断乙酰胆碱作用，能有效解除或减轻毒蕈碱样症状和中枢神经系统症状，改善呼吸中枢抑制。其对烟碱样症状和呼吸肌麻痹所致的周围性呼吸衰竭无效，对胆碱酯酶复活也无帮助。根据病情每 10 ～ 30 分钟或 1 ～ 2 小时给药一次，直至毒蕈碱样症状消失或患者出现"阿托品化"表现，再逐渐减量或延长间隔时间。"阿托品化"表现包括：①瞳孔较前扩大；②颜面潮红；③皮肤干燥，腺体分泌物减少、无汗、口干；④肺部湿啰音消失；⑤心率增快。

护理上应注意：①"阿托品化"和阿托品中毒的剂量接近，因此使用过程中应严密观察病情变化，区别"阿托品化"与阿托品中毒；②阿托品中毒时可导致室颤，应予以预防，给予充分吸氧，使血氧饱和度保持在正常水平；③注意观察并遵医嘱及时纠正酸中毒，因胆碱酯酶在酸性环境中作用减弱；④大量使用低浓度阿托品输液时，可发生血液低渗，致红细胞破坏，发生溶血性黄疸。

（2）盐酸戊乙奎醚：是一种新型长效抗胆碱药，主要选择性作用于脑、腺体、平滑肌等部位的 M_1、M_3 型受体，而对心脏和神经元突触前膜 M_2 型受体无明显作用，因此对心率影响小。

在抢救急性有机磷杀虫药中毒时，与阿托品的区别为：①拮抗腺体分泌、平滑肌痉挛等M 样症状的效应更强；②除拮抗 M 受体外，还有较强的拮抗 N 受体作用；③中枢和外周双重抗胆碱效应，且其中枢作用强于外周作用；④不引起心动过速，可避免药物诱发或加重心肌缺血；⑤半衰期长，无须频繁给药；⑥每次所用剂量较小，中毒发生率低。应用时也要求达到"阿托品化"，其判定标准与阿托品治疗时相似，但不包括心率增快。

（3）胆碱酯酶复能剂：能使被抑制的胆碱酯酶恢复活力，对解除烟碱样症状明显，但对毒蕈碱样症状作用较差，也不能对抗呼吸中枢的抑制，所以选择一种复能剂与阿托品合用，可取得协同效果。中毒后如果不及时应用复能剂治疗，被抑制的胆碱酯酶将在数小时至 2～3 天内变为不可逆性，即所谓"老化酶"，最后被破坏。复能剂对"老化酶"无效，故须早期、足量应用。

护理上应注意：①早期遵医嘱给药，边洗胃边应用特效解毒剂，首次应足量给药；②复能剂若应用过量、注射过快或未经稀释，可发生中毒，抑制胆碱酯酶，发生呼吸抑制，用药时应稀释后缓慢静推或静滴；③复能剂在碱性溶液中不稳定，易水解成有剧毒的氰化物，所以禁与碱性药物配伍使用；④碘解磷定药液刺激性强，漏于皮下可引起剧痛及麻木感，应确定针头在血管内方可注射给药，不宜肌内注射用药。

4. 病情观察

（1）生命体征：有机磷杀虫药中毒所致呼吸困难较常见，在抢救过程中应严密观察患者的体温、脉搏、呼吸、血压，即使在"阿托品化"后也不应忽视。

（2）神志、瞳孔变化：多数患者中毒后即出现意识障碍，有些患者入院时神志清楚，但随着毒物的吸收很快陷入昏迷。瞳孔缩小为有机磷杀虫药中毒的体征之一，瞳孔扩大则为达到"阿托品化"的判断指标之一。严密观察神志、瞳孔的变化，有助于准确判断病情。

（3）中毒后"反跳"：某些有机磷杀虫药如乐果和马拉硫磷口服中毒，经急救临床症状好转后，可在数日至 1 周后，病情突然急剧恶化，再次出现急性中毒症状，甚至发生昏迷、肺水肿或突然死亡，此为中毒后"反跳"现象。其死亡率占急性有机磷杀虫药中毒者的7%～8%，因此，应严密观察"反跳"的先兆症状，如胸闷、流涎、出汗、言语不清、吞咽困难等，若出现上述症状，应迅速通知医生进行处理，立即静脉补充阿托品，再次迅速达"阿托品化"。

（4）迟发性多发性神经病：少数患者（如甲胺磷、敌敌畏、乐果、敌百虫中毒）在急性中度或重度中毒症状消失后 2~3 周，可出现感觉型和运动型多发性神经病变，主要表现为肢体末端烧灼、疼痛、麻木以及下肢无力、瘫痪，四肢肌肉萎缩等，称为迟发性多发性神经病。

（5）中间型综合征：是指急性重度有机磷杀虫药（如甲胺磷、敌敌畏、乐果、久效磷等）中毒所引起的一组以肌无力为突出表现的综合征。因其发生时间介于急性症状缓解后与迟发性多发性神经病之间，故被称为中间综合征。常发生于急性中毒后 1~4 天，主要表现为屈颈肌、四肢近端肌肉以及第 3~第 7 对和第 9~第 12 对脑神经所支配的部分肌肉肌力减退，出现眼睑下垂、眼外展障碍和面瘫；病变累及呼吸肌时，常引起呼吸肌麻痹，并迅速进展为呼吸衰竭，甚至死亡。

5. 心理护理

护士应了解患者服毒或染毒的原因，根据不同的心理特点予以心理疏导，以诚恳的态度为患者提供情感上的支持，并认真做好患者家属的思想工作。

（刘香香）

第三节　百草枯中毒

百草枯（PQ）又名克芜踪、对草快，是目前应用的除草剂之一，对人、牲畜有很强的毒性作用，在酸或中性溶液中稳定，接触土壤后迅速失活。百草枯可经胃肠道、皮肤和呼吸道吸收，我国报道中以口服中毒多见。

一、病因与中毒机制

常为口服自杀或误服中毒，成年人口服致死量为 2~6 g。百草枯进入人体后，迅速分布到全身各器官组织，以肺和骨骼中浓度最高。其中毒机制尚未完全明确。目前一般认为，百草枯作为一种电子受体，作用于细胞内的氧化-还原过程，导致细胞膜脂质过氧化，引起以肺部病变为主类似于氧中毒损害的多脏器损害。病理改变：早期肺泡充血、水肿，炎症细胞浸润，晚期为肺间质纤维化。百草枯对皮肤、黏膜也有刺激性和腐蚀性。

二、病情评估

（一）健康史

重点询问患者中毒的时间和经过，现场的急救措施，毒物侵入途径，服毒剂量及患者既往健康状况等。

（二）临床表现

患者的中毒表现与毒物摄入途径、速度、量及其基础健康状态有关，也有个体差异。百草枯中毒患者绝大多数系口服所致，且常表现为多脏器功能损伤或衰竭，其中肺的损害常见而突出。

1. 局部刺激反应

（1）皮肤接触部位发生接触性皮炎、皮肤灼伤，表现为黯红斑、水疱、溃疡等。

（2）高浓度药物污染指甲，指甲可出现脱色、断裂甚至脱落。

（3）眼睛接触药物则引起结膜、角膜灼伤，并可形成溃疡。

（4）经呼吸道吸入后，产生鼻、喉刺激症状和鼻出血等。

2. 呼吸系统表现

肺损伤是最严重和最突出的病变。小剂量中毒者早期可无呼吸系统症状，少数患者表现为咳嗽、咳痰、胸闷、胸痛、呼吸困难、发绀及肺水肿。大剂量服毒者可在 24～48 小时内出现呼吸困难、发绀、肺水肿、肺出血，常在 1～3 天内因急性呼吸窘迫综合征（ARDS）死亡。肺损伤者多于 2～3 周死于弥漫性肺纤维化所致呼吸衰竭。

3. 消化系统表现

口服中毒者有口腔、咽喉部烧灼感，舌、咽、食管及胃黏膜糜烂、溃疡，吞咽困难、恶心、呕吐、腹痛、腹泻，甚至出现呕血、便血、胃肠道穿孔等。部分患者于中毒后 2～3 天出现中毒性肝病，表现为肝脏肿大、肝区疼痛、黄疸、肝功能异常等。

4. 泌尿系统表现

中毒后 2～3 天可出现尿频、尿急、尿痛等膀胱刺激症状，尿常规、血肌酐和尿素氮异常，严重者发生急性肾衰竭。

5. 中枢神经系统表现

表现为头痛、头晕、幻觉、抽搐、昏迷等。

6. 其他

可有发热、心肌损害、纵隔及皮下气肿、贫血等。

（三）辅助检查

取患者尿液或血标本检测百草枯。血清百草枯检测有助于判断病情的严重程度和预后，血清百草枯浓度 ≥30 mg/L 预后不良。服毒 6 小时后尿液可测出百草枯。

（四）病情严重程度判断

1. 轻型

摄入量 <20 mg/kg，无临床症状或仅有口腔黏膜糜烂、溃疡，可出现呕吐、腹泻。

2. 中—重型

摄入量 20～40 mg/kg，部分患者可存活，但多数患者 2～3 周内死于呼吸衰竭。服后立即呕吐者，数小时内出现口腔和喉部溃疡、腹痛、腹泻，1～4 天内出现心动过速、低血压、肝损害、肾衰竭，1～2 周内出现咳嗽、咯血、胸腔积液，随着肺纤维化出现，肺功能进行性恶化。

3. 暴发型

摄入量 >40 mg/kg，多数于中毒 1～4 天内死于多器官功能衰竭。口服后立即呕吐者，数小时到数天内出现口腔咽喉部溃疡、腹痛、腹泻、胰腺炎、中毒性心肌炎、肝肾衰竭、抽搐、昏迷甚至死亡。

三、救治原则

百草枯中毒目前尚无特效解毒剂，尽量在中毒早期控制病情发展，阻止肺纤维化的发生。

1. 现场急救

一经发现，即给予催吐并口服白陶土悬液，或者就地取材用泥浆水 100～200 mL

口服。

2. 减少毒物吸收

尽快脱去污染的衣物，清洗被污染的皮肤、毛发、眼部。给予洗胃、口服吸附剂、导泻等措施减少毒物的继续吸收。

3. 促进毒物排泄

除常规输液、应用利尿药外，应尽早在患者服毒后 6～12 小时内进行血液灌流或血液透析，首选血液灌流，其对毒物的清除率是血液透析的 5～7 倍。

4. 防治肺损伤和肺纤维化

及早按医嘱给予自由基清除剂，如维生素 C、维生素 E、还原型谷胱甘肽、茶多酚等。早期大剂量应用肾上腺糖皮质激素，可延缓肺纤维化的发生，降低百草枯中毒的死亡率。中到重度中毒患者可使用环磷酰胺。

5. 对症与支持疗法

保护胃黏膜，保护肝、肾、心脏功能，防治肺水肿，积极控制感染。出现中毒性肝病、肾衰竭时提示预后差，应积极采取相应的治疗措施。

四、护理措施

1. 即刻护理措施

（1）尽快脱去污染的衣物，用肥皂水彻底清洗被污染的皮肤、毛发；眼部受污染时立即用流动清水冲洗，时间 >15 分钟。

（2）用碱性液体（如肥皂水）充分洗胃后，口服吸附剂（活性炭或白陶土）以减少毒物的吸收，继之用 20% 甘露醇（250 mL 加等量水稀释）或 33% 硫酸镁溶液 100 mL 口服导泻；由于百草枯具有腐蚀性，洗胃时应避免动作过大导致食管或胃穿孔。

（3）开放气道，保持呼吸道通畅。

（4）按医嘱给予心电、血压监护，密切监测患者的生命体征。

2. 血液灌流的护理

（1）密切监测患者的生命体征，如有异常及时通知医生。

（2）血液灌流中可能会出现血小板减少，密切注意患者有无出血倾向，如牙龈出血、便血、血尿、意识改变等，谨防颅内出血。

（3）严格无菌操作，监测体温，预防感染。

（4）妥善固定血管通路，防止脱管，观察敷料情况，定期给予换药。

3. 肺损伤的护理

监测血气分析指标，观察患者是否有呼吸困难、发绀等表现。一般不主张吸氧，以免加重肺损伤，故仅在 $PaO_2 < 40$ mmHg 或出现 ARDS 时使用浓度 >21% 的氧气吸入，或使用呼气末正压通气（PEEP）给氧。肺损伤早期给予正压机械通气联合使用激素对百草枯中毒引起的难治性低氧血症患者具有重要意义。

4. 消化道的护理

除早期有消化道穿孔的患者外，均应给予流质饮食，保护消化道黏膜，防止食管粘连、缩窄。应用质子泵抑制剂保护消化道黏膜。

5. 口腔溃疡的护理

加强对口腔溃疡、炎症的护理，可应用冰硼散、珍珠粉等喷撒于口腔创面，促进愈合，减少感染机会。

（沈青香）

第四节　一氧化碳中毒

一氧化碳（CO）为含碳物质不完全燃烧所产生的一种无色、无臭、无味和无刺激性的气体。吸入过量一氧化碳气体引起的中毒称一氧化碳中毒，俗称煤气中毒。

一、病因

1. 生活中毒

当通风不良时，家庭用煤炉、燃气热水器所产生的一氧化碳以及煤气泄漏或在密闭空调车内滞留时间过长等均可引起一氧化碳中毒。火灾现场空气中一氧化碳浓度可高达 10%，也可引起一氧化碳中毒。

2. 工业中毒

炼钢、炼焦、烧窑、矿井放炮等过程中均可产生大量一氧化碳，如果炉门关闭不严、管道泄漏或通风不良，便可发生一氧化碳中毒。煤矿瓦斯爆炸时也有大量一氧化碳产生，容易发生一氧化碳中毒。

二、中毒机制

一氧化碳经呼吸道吸入进入血液系统后，立即与血红蛋白（Hb）结合形成稳定的碳氧血红蛋白（COHb）。CO 与 Hb 的亲和力比氧与 Hb 的亲和力大 240 倍，而 COHb 的解离速度仅为氧合血红蛋白的 1/3 600。COHb 不仅不能携带氧，而且影响氧合血红蛋白的解离，阻碍氧的释放和传递，导致低氧血症，引起组织缺氧。一氧化碳还可影响细胞内氧的弥散，抑制细胞呼吸。急性一氧化碳中毒导致脑缺氧后，脑血管迅即麻痹扩张，脑容积增大。脑内三磷酸腺苷（ATP）在无氧情况下迅速耗尽，钠钾泵不能正常运转，钠离子蓄积于细胞内，导致细胞内水肿。血管内皮细胞肿胀，又造成脑血液循环障碍，进一步加剧了脑组织缺血缺氧。随着酸性代谢产物增多及血脑屏障通透性增高，发生细胞间质水肿。缺氧和脑血液循环障碍，可促使血栓形成、缺血性坏死或广泛的脱髓鞘病变，致使一部分急性一氧化碳中毒患者经假愈期后，又出现迟发性脑病。

三、病情评估

（一）健康史

有一氧化碳接触史。注意了解中毒时所处的环境、停留时间以及突发昏迷情况。

（二）临床表现

与空气中含氧量、一氧化碳浓度、血中 COHb 浓度、暴露于一氧化碳时间以及是否伴有其他有毒气体（如二氧化硫、二氯甲烷等）有关，也与患者中毒前的健康状况以及中毒时的体力活动有关。

1. 神经系统表现

（1）中毒性脑病：急性一氧化碳中毒引起的大脑弥漫性功能和器质性损害。不同程度的意识障碍、精神症状、抽搐、癫痫、偏瘫、单瘫、震颤等。

（2）脑水肿：意识障碍、呕吐、颈抵抗、视神经盘水肿等。

（3）脑疝：昏迷加深、呼吸不规则、瞳孔不等圆、对光反射消失。

（4）皮肤自主神经营养障碍：少数重症患者在四肢、躯干出现红肿或大小不等的水泡并可连成片。

2. 呼吸系统表现

可出现急性肺水肿和急性呼吸窘迫综合征（ARDS）的表现。

3. 循环系统表现

少数病例可发生休克、心律失常，急性左心衰竭的发生率极低。

4. 泌尿系统表现

由于呕吐、入液量不足、脱水、尿量减少和血压降低等因素可引起急性肾小管坏死和急性肾衰竭。

5. 休克

表现为血压降低，脉压差缩小，脉搏细速，四肢末梢湿冷，皮肤苍白，毛细血管充盈时间延长，少尿或无尿等。

6. 急性一氧化碳中毒迟发性脑病

指患者神志清醒后，经过一段看似正常的假愈期（多为 2～3 周）后发生以痴呆、精神症状和锥体外系异常为主的神经系统疾病。

（1）精神异常或意识障碍，呈痴呆、谵妄、木僵或去大脑皮质状态。

（2）锥体外系神经障碍，出现震颤麻痹综合征，表现为表情淡漠、四肢肌张力增强、静止性震颤、前冲步态等。

（3）锥体系神经损害，如偏瘫、病理征阳性或大小便失禁等。

（4）大脑皮质局灶性功能障碍，表现为失明、失语、不能站立或继发性癫痫。

（5）脑神经及周围神经损害，如视神经萎缩、听神经损害及周围神经病变等。

（三）辅助检查

1. 血液 COHb 定性法和定量法

其中定量检测血 COHb 浓度可信度高。

2. 实验室检查

血清酶学检查，例如磷酸肌酸酶（CPK）、乳酸脱氢酶（LDH）、天门冬氨酸转氨酶（AST）、丙氨酸转氨酶（ALT）在一氧化碳中毒时可达到正常值的 10～100 倍。血清酶学异常增高与血气分析结合分析是诊断一氧化碳中毒的重要实验室指标。此外，重症患者应将肾功能检查作为常规检测项目。

（四）病情严重程度判断

1. 轻度中毒

血液 COHb 浓度为 10%～20%。患者表现为不同程度头痛、头晕、乏力、恶心、呕吐、心悸、四肢无力等。

2. 中度中毒

血液 COHb 浓度为 30%～40%。患者除上述症状外，可出现胸闷、呼吸困难、烦躁、幻觉、视物不清、判断力降低、运动失调、腱反射减弱、嗜睡、浅昏迷等，口唇黏膜可呈樱桃红色，瞳孔对光反射、角膜反射可迟钝。

3. 重度中毒

血液 COHb 浓度达 40%～60%。患者迅速出现昏迷、呼吸抑制、肺水肿、心律失常和心力衰竭，各种反射消失，可呈去大脑皮质状态。还可发生脑水肿伴惊厥、上消化道出血、吸入性肺炎等。部分患者出现压迫性肌肉坏死（横纹肌溶解症），坏死肌肉释放的肌球蛋白可引起急性肾小管坏死和肾衰竭。

一氧化碳中毒患者若出现以下情况提示病情危重：①持续抽搐、昏迷达 8 小时以上；②$PaO_2 < 36$ mmHg，$PaCO_2 > 50$ mmHg；③昏迷，伴严重的心律失常或心力衰竭；④并发肺水肿。

四、救治原则

1. 现场急救

迅速将患者转移至空气新鲜处，松开衣领，保持呼吸道通畅，将昏迷患者摆成侧卧位，避免呕吐物误吸。给予高流量、高浓度的现场氧疗。

2. 急诊科救治

首先是高流量、高浓度氧疗和积极的支持治疗，包括气道管理、血压支持、稳定心血管系统、纠正酸碱失衡和水电解质平衡失调，合理脱水，纠正肺水肿和脑水肿，改善全身缺氧所致主要脏器（脑、心、肺、肾）功能失调。当严重低氧血症持续，经吸痰、吸氧等积极处理低氧血症不能改善时，应及时行气管插管。

五、护理措施

1. 即刻护理措施

（1）保持呼吸道通畅，给予吸氧。

（2）昏迷并高热和抽搐患者，降温和解痉的同时应注意保暖，防止自伤和坠伤。

（3）开放静脉通路，按医嘱给予输液和药物治疗。

2. 氧疗护理

氧疗能加速血液 COHb 解离和一氧化碳排出，是治疗一氧化碳中毒最有效的方法。氧疗的原则是高流量、高浓度，患者脱离中毒现场后应立即给氧。常压下鼻导管吸氧改善缺氧需要很长时间，与标准氧疗相比，高压氧治疗能增加血液中物理溶解氧含量，提高总体氧含量，缩短昏迷时间和病程，预防迟发性脑病发生。一般高压氧治疗每次 1～2 小时，每天 1～2 次。症状缓解和血液 COHb 浓度降至 5% 时可停止吸氧。

3. 高压氧护理

重症患者应及早采用高压氧治疗。

（1）进舱前护理：认真观察患者生命体征，了解患者的中毒情况及健康史。给患者更换全棉衣服，注意保暖，严禁火种、易燃、易爆物品进入氧舱。对轻度中毒患者，教会其在加压阶段进行吞咽、咀嚼等动作，保持咽鼓管通畅，避免中耳、鼓膜气压伤，并介绍进舱须知、一般性能、治疗效果、治疗过程中可能出现的不良反应及预防方法、注意事项等，以取得患者合作。

（2）陪舱护理：需要医护人员陪舱的重症患者，进入氧舱后，如带有输液，开始加压时，要将液体平面调低，并注意输液速度变化。保持呼吸道通畅，患者平卧，头偏向一侧，及时清除呼吸道分泌物。密切观察患者神志、瞳孔、呼吸、心率、血压变化。观察有无氧中毒情况。注意翻身，防止局部受压形成破溃或发生压疮，烦躁患者要防止受伤。减压时，舱内温度会降低，注意保暖，并将输液的液平面调高，以免减压时液平面降低使空气进入体内。

4. 选择性脑部亚低温治疗护理

即通过颅脑降温进行脑部的选择性降温，使脑温迅速下降并维持在亚低温水平（33～35℃），肛温在 37.5℃左右。对昏迷患者可早期应用亚低温疗法，昏迷未清醒的患者亚低温持续 3～5 天，特别注意复温过程不宜过快。

5. 用药护理

严重中毒时，在积极纠正缺氧同时应给予脱水疗法。遵医嘱给予 50% 葡萄糖注射液、20% 甘露醇或呋塞米。根据患者病情，参考其生命体征、神志、瞳孔、眼底变化和影像学变化，特别注意观察是否有过度脱水表现。此外，还可给予糖皮质激素、抗抽搐药物及促进脑细胞功能恢复的药物降低颅内压和恢复脑功能。

6. 病情观察

（1）基本生命体征，尤其是呼吸和体温。高热和抽搐患者更应密切观察，防止坠床和自伤。

（2）瞳孔大小、液体出入量及静脉滴速等，防治脑水肿，肺水肿及水、电解质代谢紊乱等并发症发生。

（3）神经系统的表现及皮肤、肢体受压部位损害情况，如有无急性痴呆性木僵、癫痫、失语、惊厥、肢体瘫痪、压疮、皮肤水疱及破溃，防止受伤和皮肤损害。

7. 一般护理

患者发病早期就出现认知功能障碍，特别容易走失，应向患者家属交代可能发生的病情变化，避免意外。随着病情进展患者大小便失禁，肌张力高，行动困难，此时家属和医护人员对其护理要特别重视。重症卧床患者应给予对症支持治疗，半卧位姿势，翻身拍背，避免食管胃内容物反流而引起吸入性肺炎和反复感染；肢体摆放恰当，避免肢体痉挛、挛缩和足下垂；进食困难者给予鼻饲饮食，计算出入量和热量。在康复医师指导下进行肢体被动性功能锻炼。

8. 健康教育

加强预防一氧化碳中毒的宣传。居室内火炉要安装管道、烟囱，其室内结构要严密，防止泄漏，室外结构要通风良好。不要在密闭空调车内滞留时间过长。厂矿使用煤气或产生煤气的车间、厂房要加强通风，配备一氧化碳浓度监测、报警设施。进入高浓度一氧化碳环境内执行紧急任务时，要戴好特制的一氧化碳防毒面具，系好安全带。出院时留有后遗症的患者，应鼓励其继续治疗；痴呆或智力障碍患者，应嘱其家属悉心照顾，并教会家属对患者进行语言和肢体锻炼的方法。

（沈青香）

第五节　急性乙醇中毒

乙醇，俗称酒精，是无色、易燃、易挥发的液体，具有醇香气味，能与水或大多数有机溶剂混溶。一次过量饮入乙醇或酒类饮料，引起兴奋继而抑制的状态称急性乙醇中毒或急性酒精中毒。

一、病因

急性中毒主要是因过量饮酒所致。

二、中毒机制

1. 抑制中枢神经系统功能

乙醇具有脂溶性，可通过血脑屏障并作用于大脑神经细胞膜上的某些酶，影响细胞功能。乙醇对中枢神经系统的作用呈剂量依赖性。小剂量可产生兴奋效应，随着剂量增加，可依次抑制小脑、网状结构和延髓，引起共济失调、昏睡、昏迷、呼吸或循环衰竭。

2. 干扰代谢

乙醇经肝脏代谢生成的代谢产物可影响体内多种代谢过程，使乳酸增多、酮体蓄积，导致代谢性酸中毒以及糖异生受阻，引起低血糖症。

三、病情评估

（一）健康史

重点评估饮酒的种类、量、时间、酒精的度数及患者对酒精的耐受程度。

（二）临床表现

急性乙醇中毒临床表现与饮酒量及个人耐受性有关，分为 3 期。

1. 兴奋期

血乙醇浓度 >50 mg/dL，有欣快感、兴奋、多语、情绪不稳、喜怒无常，可有粗鲁行为或攻击行为，也可沉默、孤僻，颜面潮红或苍白，呼出气带酒味。

2. 共济失调期

血乙醇浓度 >150 mg/dL，表现为肌肉运动不协调，行动笨拙、步态不稳，言语含糊不清、眼球震颤、视物模糊、复视、恶心、呕吐、嗜睡等。

3. 昏迷期

血乙醇浓度 >250 mg/dL，患者进入昏迷期，表现为昏睡、瞳孔散大、体温降低。血乙醇浓度 >400 mg/dL 时，患者陷入深昏迷，心率快、血压下降，呼吸慢而有鼾音，并可出现呼吸、循环麻痹而危及生命。重症患者还可并发意外损伤，水、电解质紊乱，酸碱平衡失调，低血糖症，肺炎，急性肌病，甚至出现急性肾衰竭等。

（三）辅助检查

1. 血清乙醇浓度检查

呼出气中乙醇浓度与血清乙醇浓度相当。

2. 动脉血气分析

可见轻度代谢性酸中毒。

3. 血生化检查

可见低血钾、低血镁和低血钙。

4. 血糖浓度检查

可见低血糖症。

5. 心电图检查

酒精中毒性心肌病可见心律失常和心肌损害。

（四）预后

急性乙醇中毒多数预后良好。若有心、肺、肝、肾病变，昏迷长达 10 小时以上，或血中乙醇浓度 >400 mg/dL，预后较差。

四、救治原则

轻症患者无需治疗，昏迷患者应注意是否同时服用其他药物，重点是维持生命脏器的功能，严重急性中毒时可用血液透析促使体内乙醇的排出。

五、护理措施

1. 即刻护理措施

（1）保持呼吸道通畅，吸氧。及时清除呕吐物及呼吸道分泌物，防止窒息，必要时配合给予气管插管、机械通气。

（2）保暖，维持正常体温。

（3）兴奋躁动患者应予适当约束，共济失调者应严格限制其活动，以免发生意外损伤。

2. 催吐或洗胃护理

乙醇经胃肠道吸收极快，一般不需催吐或洗胃。如果患者摄入酒精量极大或同时服用其他药物时，应尽早洗胃。

3. 病情观察

（1）观察患者生命体征、意识状态及瞳孔的变化。

（2）监测心律失常和心肌损害的表现。

（3）维持水、电解质和酸碱平衡。

（4）低血糖是急性乙醇中毒最严重的并发症之一，应密切监测血糖水平。急性意识障碍者可考虑应用葡萄糖注射液、维生素 B_1、维生素 B_6 等，以加速乙醇在体内的氧化。

4. 血液透析护理

当血乙醇浓度 >500 mg/dL，伴有酸中毒或同时服用其他可疑药物者，应及早行血液透析治疗。透析过程中密切观察患者的生命体征及反应。

5. 用药护理

（1）纳洛酮：为阿片受体拮抗剂，具有兴奋呼吸和催醒的作用。由于其作用持续时间短，用药时需注意维持药效，尽量减少中断。心功能不全和高血压患者慎用。

（2）地西泮：对烦躁不安或过度兴奋者，禁用吗啡、氯丙嗪及苯巴比妥类镇静药，以免引起呼吸抑制。可遵医嘱应用小剂量地西泮，使用时注意推注速度宜慢，不宜与其他药物或溶液混合。

6. 健康教育

（1）开展反对酗酒的宣传教育，积极响应世界卫生组织《减少有害使用酒精全球战略》。

（2）创造替代条件，加强文娱体育活动。

（3）早期发现嗜酒者，早期戒酒，进行相关并发症的治疗和康复治疗。

（田丽波）

第六节　急性镇静催眠药中毒

镇静催眠药是中枢神经系统抑制药，具有镇静和催眠作用，小剂量使用可使人处于安静或嗜睡状态，大剂量可麻醉全身，包括延髓中枢。一次大剂量服用可引起急性镇静催眠药中毒。

一、病因

过量服用是镇静催眠药中毒的主要病因。

二、中毒机制

1. 苯二氮䓬类

目前研究认为，苯二氮䓬类与苯二氮䓬受体结合后，可加强 γ-氨基丁酸（GABA）与 GABA 受体结合的亲和力，使与 GABA 受体偶联的氯离子通道开放，增强 GABA 对突触后的抑制功能。

2. 巴比妥类

与苯二氮䓬类作用机制相似，但两者的作用部位不同。苯二氮䓬类主要选择性作用于边缘系统，影响情绪和记忆力。巴比妥类主要作用于网状结构上行激活系统而引起意识障碍。巴比妥类对中枢神经系统的抑制有剂量—效应关系，随着剂量的增加，其作用逐步表现为镇静、催眠、麻醉甚至延髓中枢麻痹。

3. 非巴比妥非苯二氮䓬类

其对中枢神经系统的作用机制与巴比妥类药物相似。

4. 吩噻嗪类

主要作用于网状结构，抑制中枢神经系统多巴胺受体，抑制脑干血管运动和呕吐反射，阻断 α 肾上腺素能受体，抗组胺，抗胆碱能等。

三、病情评估

（一）健康史

有可靠的应用镇静催眠药史，了解用药种类、剂量、服用时间、是否经常服用该药、服药前后是否有饮酒史以及病前有无情绪激动等。

（二）临床表现

1. 苯二氮䓬类中毒

中枢神经系统抑制较轻，主要表现为嗜睡、头晕、言语不清、意识模糊、共济失调。很少出现长时间深度昏迷、呼吸抑制、休克等严重症状。如果出现严重症状，应考虑是否同时合并其他药物中毒。

2. 巴比妥类中毒

（1）轻度中毒，表现为嗜睡，注意力不集中、记忆力减退、言语不清，可唤醒，有判断力和定向力障碍，步态不稳，各种反射存在，体温、脉搏、呼吸、血压一般正常。

（2）中度中毒，表现为昏睡或浅昏迷，腱反射消失，呼吸浅而慢，眼球震颤，血压仍可正常，角膜反射、咽反射仍存在。

（3）重度中毒，表现为进行性中枢神经系统抑制，由嗜睡到深昏迷。呼吸浅慢甚至停止，血压下降甚至休克，体温不升，腱反射消失，肌张力下降，胃肠蠕动减慢，皮肤可起大疱，可并发肺炎、肺水肿、脑水肿、急性肾衰竭而威胁生命。

3. 非巴比妥、非苯二氮䓬中毒

临床表现与巴比妥类中毒相似，但各有其特点。

（1）水合氯醛中毒：心、肝、肾损害，可有心律失常，局部刺激性，口服时胃部烧灼感。

（2）格鲁米特中毒：意识障碍有周期性波动。有抗胆碱能神经症状，如瞳孔散大等。

（3）甲喹酮中毒：可有明显的呼吸抑制，出现锥体束征，如腱反射亢进、肌张力增强、抽搐等。

（4）甲丙氨酯中毒：常有血压下降。

4. 吩噻嗪类中毒

最常见表现为锥体外系反应。

（1）震颤麻痹综合征。

（2）不能静坐。

（3）急性肌张力障碍反应，如斜颈、吞咽困难、牙关紧闭、喉痉挛等。

（4）其他可表现为嗜睡、低血压、休克、心律失常、瞳孔散大、口干、尿潴留、肠蠕动减慢，甚至出现昏迷、呼吸抑制等，全身抽搐少见。

（三）病情判断

1. 病情危重指标

（1）昏迷。

（2）气道阻塞，呼吸衰竭。

（3）休克，急性肾衰竭。

（4）合并感染，如肺炎等。

2. 预后

轻度中毒无须治疗即可恢复；中度中毒经精心护理和适当治疗，在 24～48 小时内大多可恢复；重度中毒患者可能需要 3～5 天才能恢复意识。其病死率低于 5%。

四、救治原则

1. 维持昏迷患者重要器官的功能

（1）保持呼吸道通畅：深昏迷患者应酌情予以气管插管，呼吸机辅助通气。

（2）维持正常血压：输液补充血容量，若无效，可考虑给予血管活性药物。

（3）心电监护：及时发现心律失常并酌情应用抗心律失常药物；密切监测血氧饱和度，及时发现低氧血症并予相应处理。

（4）促进意识恢复：给予葡萄糖、维生素 B_1 和纳洛酮等。纳洛酮 0.4～0.8 mg 静脉注射，可根据病情间隔 15 分钟重复一次。

2. 迅速清除毒物

（1）洗胃：口服中毒者早期用清水洗胃，服药量大者即使服药超过 6 小时仍需洗胃。

（2）活性炭及导泻：活性炭对吸附各种镇静催眠药均有效，应用活性炭同时常给予硫酸钠导泻，一般不用硫酸镁导泻。

（3）碱化尿液、利尿：可减少毒物在肾小管中的重吸收，使长效巴比妥类镇静催眠药的肾排泄量提高 5～9 倍。对吩噻嗪类中毒无效。

（4）血液透析、血液灌流：对苯巴比妥和吩噻嗪类药物中毒有效，危重患者可考虑应用。对苯二氮䓬类无效。

3. 使用特效解毒剂

巴比妥类及吩噻嗪类中毒目前尚无特效解毒剂。氟马西尼是苯二氮䓬类特异性拮抗剂，能通过竞争性抑制苯二氮䓬类受体而阻断苯二氮䓬类药物的中枢神经系统作用。

4. 对症治疗

主要针对吩噻嗪类中毒，如呼吸抑制、昏迷、震颤麻痹综合征、肌肉痉挛及肌张力障碍、心律失常以及血流动力学不稳定等。

5. 治疗并发症

如肺炎、肝功能损害、急性肾衰竭等。

五、护理措施

1. 即刻护理措施

保持呼吸道通畅；患者仰卧位时头偏向一侧，可防止呕吐物或痰液阻塞气道；及时吸出痰液，并给予持续氧气吸入，防止脑组织因缺氧而加重脑水肿；予以心电及血压监护，并尽快建立静脉通路等。

2. 严密观察病情

（1）意识状态和生命体征的观察：监测生命体征，观察患者意识状态、瞳孔大小、对光反射、角膜反射等。若瞳孔散大、血压下降、呼吸变浅或不规则，常提示病情恶化，应及时向医生报告，采取紧急处理措施。

（2）药物治疗的观察：遵医嘱静脉输液，并密切观察药物作用、不良反应及患者反应，监测脏器功能变化，尽早防治各种并发症和脏器功能衰竭。

3. 饮食护理

昏迷时间超过 3～5 天、不易维持营养的患者，可由鼻饲补充营养及水分。应给予高热量、高蛋白、易消化的流质饮食。

4. 心理护理和健康教育

对服药自杀患者，不宜让其单独留在病房内，以防止其再度自杀。向失眠者宣教导致睡眠紊乱的原因及避免失眠的常识。长期服用大量镇静催眠药的患者，包括长期服用苯巴比妥的癫痫患者，不能突然停药，应逐渐减量后停药。镇静催眠药处方的使用、保管应严加控制，特别是对情绪不稳定或精神不正常者，应慎重用药。防止药物的依赖性。

（田丽波）

第六章

消化内镜检查及治疗的护理配合

第一节　胃镜检查

一、适应证

（1）凡有上消化道症状，经各项检查（包括 X 线检查）未能确诊者。

（2）原因不明的上消化道出血患者。

（3）已确诊的上消化道病变，需随访复查或进行治疗者。

（4）上消化道手术后仍有症状需确诊者。

（5）治疗性内镜包括食管、胃内异物夹取，息肉切除，电凝止血及导入激光治疗贲门和食管恶性肿瘤等。

（6）常规体检。

二、禁忌证

（1）严重的心肺疾患或极度衰竭不能耐受检查。

（2）精神病或严重智力障碍不能合作。

（3）怀疑有胃肠道穿孔或腐蚀性食管炎、胃炎的急性期。

（4）严重脊柱成角畸形或纵隔疾患如胸主动脉瘤等。

（5）严重高血压。

三、术前准备

（一）器械准备

（1）Olympus GIF-Q/H260 型电子胃镜：检查内镜的光源是否工作正常，镜面是否清晰，打气/水、吸引是否充足，做好白平衡的调节。及时发现并排除故障。

（2）棉垫、口圈、弯盘、无菌水、纱布、20 mL 注射器、纸巾等。

（二）患者准备

（1）患者术前禁食、禁水至少 6 小时。吸烟患者最好检查当天禁烟，以减少胃液分泌，便于观察。钡剂检查后 3 天，以免影响视野。

（2）询问病史，阅读有关 X 线片，以便了解病情及上消化道大致情况，掌握适应证。

（3）向患者说明检查的目的和大致过程，并交代术中注意事项，解除患者焦虑和恐惧心理，取得合作。

（4）有胃潴留者，应先洗胃或做胃肠减压术。

（5）咽喉部局部麻醉，多采用口服麻醉剂，如复方达克罗宁液 2 mL，于检查前 10～15 分钟将药物挤入患者咽部并嘱其咽下，以麻醉咽部及咽下部；或利用2% 利多卡因做咽部喷雾麻醉。咽喉部良好的麻醉是插镜成功的关键。复旦大学附属中山医院采用口服盐酸利多卡因胶浆，可在上消化道内镜检查时起到表面麻醉、润滑作用，并能显著去除胃肠道内泡沫，以利视野清晰。

（6）如有特殊情况，术前 15 分钟可给予阿托品 0.5 mg 及地西泮（安定）10 mg 肌内注射。

（7）检查时患者取左侧卧位，双腿微曲，松开领口及裤带，取下活动义齿（假牙）及眼镜，头部略向后仰，使咽喉部与食管成一直线。放置口圈后嘱患者咬住，放置棉垫与弯盘于患者口下。

四、术中护理配合

（一）患者护理

帮助患者取左侧卧位。整个过程护士须观察患者一般情况，嘱患者唾液自然外流，及时清除口咽部分泌物。一般情况差的患者须吸氧及心电监护。恶心、呕吐剧烈患者，给予必要的安慰，嘱其用鼻吸气、嘴呼气调整呼吸。

（二）术中普通活检钳活检的配合

术中活检是复旦大学附属中山医院胃镜检查的常规项目。活检前须检查活检钳的开闭情况，以抛物线式递给医师送入钳道。当活检钳出现于视野下即打开，待活检钳紧贴组织后即关闭。抽出活检钳，妥善放置所取组织。抽出活检钳时须用纱布，以防止黏液和血液飞溅，保护自身。

（三）幽门螺杆菌的检测

幽门螺杆菌是导致慢性胃炎和消化性溃疡的重要致病因素。目前幽门螺杆菌检测已成为临床需要，是复旦大学附属中山医院胃镜检查的常规项目。

1. 检测原理

根据幽门螺杆菌分泌大量高活性尿素酶的特性，采用 pH 指示剂法检测尿素酶分解底物的最终产物，以辅助诊断幽门螺杆菌感染。

2. 检测方法

使用时揭开底物酶标条的盖子，加入酶促反应液两滴，待药膜完全溶解后，用标本签或洁净镊子将胃镜检查时活检取出的胃黏膜新鲜组织置入药液内，在室温条件下孵育 5 分钟后观察结果。

3. 结果判断

目测法，自然光线下或 40 W 日光灯下观察胃黏膜组织边缘药液颜色变化，无显色反应或呈黄色为阴性。胃黏膜组织边缘药液呈浅红色至玫瑰红色反应为阳性。阴性或弱阳性患者将孵育时间延长至 10 ~ 15 分钟。

试剂盒保存：10 ~ 30℃、相对湿度不超过 85%、无腐蚀性气体和通风良好的室内，避免酸碱类重金属盐类污染和高温、高湿环境。

五、术后护理与监护

（一）胃镜及其附件的处理

当使用过的胃镜离开患者口腔后，护士即接过，用含有酶洗液的纱布擦拭插入部和先端部，并按下吸引按钮抽吸含有酶洗液的液体，取下胃镜连同弯盘、活检钳等送清洗消毒室。

（二）患者的护理与监护

（1）当胃镜离开患者口腔后，帮助患者取下口圈，并将口腔周围的黏液擦净。

（2）检查后应休息 15 ~ 20 分钟，向患者解释可能出现短暂的咽痛及咽后壁异物感。

（3）患者多有咳痰反射，要告知不要反复用力咳嗽，以免损伤咽喉部黏膜。

（4）指导患者 2 小时后方可进水，以免发生呛咳甚至误吸。可进温凉流食或半流食，以减少粗糙食物对胃黏膜创面的摩擦，造成出血。如无特殊情况，下餐即可恢复正常饮食。

（5）出现严重不适，应即刻来院就诊。

（三）妥善放置标本

于 4% 甲醛溶液内标贴标本，与医师一起核对病理单和标本，及时送病理科。

六、并发症与防治

1. 吸入性肺炎

由于吸入唾液，或胃镜头端误入气管，或由于局部麻醉、外伤，可产生轻度暂时的咽部运动功能失调。预防的方法是勿吞咽口腔内分泌物，取左侧卧位时，尽量使左口角放低，以利唾液流出；用前视胃镜检查，特别在咽下部时一定要看清食管腔后才能将胃镜向前推进，否则胃镜头端易误入气管。

2. 出血

黏膜损伤撕裂或插镜后的反复剧烈呕吐也可致出血，故操作过程中动作要轻柔谨慎，勿用暴力，防止擦伤出血。

活检时应避开血管，避免活检时取组织太深，或撕拉过甚；对于合并动脉粥样硬化的老年患者，在溃疡瘢痕部活检、凝血机制有障碍的患者，活检应十分谨慎。

3. 穿孔

食管穿孔是最严重的并发症，但很少见，多为进镜时用力过猛，或试图盲目进入食管所致，可引起胸痛、纵隔炎、纵隔及皮下气肿、气胸及胸腔积液、食管气管瘘等症状。胃穿孔也很少见，可能是由于操作粗暴以致损伤胃壁，或深凹病变的活检及病变的胃镜治疗，或穿透性病变注气过多，胃内压力增高，引起病变处穿孔。患者出现腹部剧痛、腹胀，且向肩部放射。体检肝浊音界消失，X 线透视可见膈下有游离气体，故穿孔一旦确诊，应立即考虑手术治疗。

4. 心血管意外

胃镜检查时可出现心率加快、血压升高、心绞痛、心律失常及心电图改变，偶尔发生心跳骤停、心肌梗死，因此对老年患者宜采用细径胃镜。对有心血管疾病的患者应事先查心电图，测血压，详细了解病情，必要时预防性应用 β 受体阻滞剂，并尽量缩短检查时间，密切观察患者。

5. 药物不良反应

极少数病例可出现麻醉药过敏。静脉注射地西泮过快，可引起低血压、呼吸窒息；阿托品可诱发青光眼、排尿困难和尿潴留等。用药前应询问有无过敏史；青光眼及前列腺肥大患者应避免术前注射阿托品；检查室中应备有肾上腺素等抗过敏和抗休克药物，以备紧急情况时应用。

6. 假急腹症

当注气过多、过快时，大量气体进入小肠，引起小肠急剧胀气，特别是在用抗胆碱药后，肠紧张度减退时尤为明显。临床表现为严重腹胀、腹痛、弥漫性腹部压痛，类似穿孔。X 线检查可排除穿孔，排气后症状消失。

7. 腮腺、颌下腺肿胀

由于机械性刺激使腮腺、颌下腺分泌增加，或胃镜检查时舌向前下方压迫而导致暂时性痉挛，使分泌物潴留而引起腺体突然肿大。这种并发症多于术后自行消退，不需处理。

8. 下颌关节脱臼

患者用力咬住口圈、张口过大、呕吐时，下颌关节发生异常运动而脱臼。用手法复位即可。

9. 胃镜嵌顿

由于胃镜柔软可曲，镜前端可沿镜逆转回来，在食管内嵌顿。在胃内倒镜观察胃底时也会在该处嵌顿，曾有报道两例嵌顿于食管裂孔疝。

10. 菌血症、感染或败血症

国外学者研究指出，胃镜检查前后做血培养，发现少数患者血培养由术前阴性转变为术后阳性，患者无症状。乙型肝炎、艾滋病也可通过胃镜传播。但采用有效的清洁、消毒技术，对工作人员进行专职培训，遵守胃镜的操作规程，可避免上述危险。

（宫秀芹）

第二节　消化道出血胃镜治疗

一、上消化道出血的紧急胃镜检查与治疗

所谓紧急内镜检查是指上消化道出血后 48 小时内进行的内镜检查。进行急诊胃镜检查的目的是明确出血原因和危险性，选择合适的方法行内镜下止血。只要患者神志清楚、血压相对稳定，医师操作熟练，护士配合默契，该项检查是十分安全的。

（一）术前准备

除了做好一般胃镜检查前的准备外，还需做好下列准备。

1. 患者准备

（1）详细询问病史及体格检查。

（2）患者生命体征稳定，保持静脉输液管道通畅，休克患者须先补充血容量，血压维

持在 90/60 mmHg 以上。

（3）告知患者及其家属手术目的、方法、风险、并发症及处理等，取得患者及其家属的理解和配合，并签署手术同意书。

（4）紧急情况下可在患者床旁或手术室进行。

2. 器械准备

（1）常规内镜设备（一般选用外径细、吸引孔大的前视型内镜）。

（2）准备两路吸引器：一路接胃镜，一路及时吸引患者口咽部呕吐物。

（3）吸氧、心电监护、急救设备，抢救药品等。

（4）冲洗液（生理盐水/无菌水）、灌洗管和冲洗设备。

（5）内镜下配合止血的设备、附件、药物等。

（6）带橡皮筋的口圈、张口器、约束带等。

3. 人员配置

消化道出血胃镜治疗要由技术熟练的医师和护士配合进行。最好有两位护士配合，一位负责监护患者，另一位负责操作配合。

（二）术中护理配合

1. 紧急胃镜检查的术中护理配合

（1）同一般胃镜检查的术中护理。

（2）协助医师进行冲洗与吸引。连接自动冲洗设备，及时加水。无自动冲洗设备的，则需及时准备注射器。

（3）及时清除患者口咽部分泌物和呕吐物，尤其是大量呕吐时，及时吸出，防止窒息。

（4）严密观察患者生命体征，出现紧急情况应立即退出胃镜，就地配合抢救。

（5）躁动患者须派专人约束或约束带约束患者，保持左侧卧位，尤其头部要固定好。

（6）使用带橡皮筋的口圈或用胶布固定口圈，防止口圈脱出，损坏胃镜。

（7）牙关紧闭患者使用张口器放置口圈。

2. 急性非静脉曲张性上消化道出血内镜治疗的术中护理配合

（1）常见原因：消化性溃疡出血、肿瘤和息肉出血、贲门黏膜撕裂等。

（2）止血方法：根据实际情况使用一种或几种方法止血。

1）局部喷洒止血药物：常用的有冰去甲肾上腺素溶液（8%）、凝血酶溶液等。对黏膜小血管破裂出血简单、方便、有效。

2）局部注射止血药物：常用的有硬化剂、高渗盐水稀释的肾上腺素溶液、单纯生理盐水等。

3）热凝固止血：常用电凝止血法、热探头止血法、氩气刀止血法等。

4）机械压迫止血法：止血夹止血法、棉球压迫止血法等。

（3）护理配合。

1）护士须及时冲配所需药液，辅助医师喷洒。

2）局部注射止血时，用 10 mL 或 20 mL 无菌注射器抽取药液。注射药物前，先确保内镜注射针伸缩自如，针头长度适宜，并将注射针管腔内充满药液。将收针状态（针头处于套管内）的注射针递给医师送入钳道。注射时当注射针对准注射部位后遵医嘱出针，针头刺入黏膜下后注射。注射结束收针后再退出钳道。

3）热凝固止血时，根据不同品牌电灼机的使用方法连接电极板和附件，根据需要调节机器模式及参数。递送附件时以纱布保护，防止血液飞溅污染自身及环境。

4）棉球压迫止血法是将活检钳通过胃镜钳道夹取适当大小厚度（过大过厚影响视野、过小过薄不能压迫）的干的（或冰去甲肾上腺素湿润）棉球后进镜，直接压迫于出血部位，几分钟后即可止血。

（三）术后护理与监护

（1）同一般胃镜检查的术后护理。

（2）患者保持安静休息，支持治疗，观察生命体征及再出血体征。

（3）根据出血原因及止血情况，采取进一步措施。

二、静脉曲张性上消化道出血胃镜治疗

（一）经胃镜食管静脉曲张套扎治疗的护理配合

经胃镜食管静脉曲张结扎术（EVL）是以内痔弹性橡皮环结扎原理为基础的止血和预防出血的治疗方法。目前采用的 EVL 有单次结扎和连续结扎（六连环、七连环等）两种。由于单环单发使用过程中需提前在食管内插入直径为 2.0 cm 外套管，患者不易耐受，连续结扎器的发明成功将单次结扎器逐渐淘汰。对于快速清除食管曲张静脉，结扎术是目前最为简单而有效的内镜下治疗方法，但其风险较大，操作时须谨慎。

1. 术前准备

（1）上消化道出血的紧急胃镜检查与治疗的术前准备。

（2）套扎装置的准备。

1）尼龙单套的准备：①将有槽平口型透明黏膜吸帽（MH-593，直径 12.9 mm）用胶布固定于胃镜（Olympus GIF-XQ240/260）先端部；②将尼龙单套装置（HX-21L-1）安装手柄，露出头端钩子，扣住尼龙环（MAJ-339，直径 13 mm）的尾部后收紧。以普通回形针铅丝的直径为标准，回收手柄钳夹尼龙环到底，用胶布固定手柄回收的刻度。刻度的制作是手术成功的关键，可防止套扎曲张的静脉时用力不够或过猛，用力不够起不到结扎效果，用力过猛则造成静脉钝性分离而致大出血。弃去之前的尼龙环，重新安装新的尼龙环，推出塑料套管，将尼龙环收入塑料套管内备用。

2）连续套扎装置：主要有美国 Boston 7 连环套扎器及 COOK 多环（4、6、10 环）套扎产品。虽然生产商不同，但安装过程大同小异。

连续套扎器由 3 部分组成：①透明外套柱，使用时插入胃镜前端，其上备有多个橡胶圈；②牵拉线，有丝线和金属线两种；③操作手柄，安放在胃镜活检插孔内。旋转手柄，通过牵拉线作用于外套柱上的橡胶圈使其释放。

安装时透明外套柱不能影响操作视野，橡胶圈集中于 5～11 点方位内。牵拉线拉紧但不能紧到装置释放。操作手柄牢固安放在胃镜活检插孔内。

（3）推荐行无痛胃镜，确保患者最大的配合，减少术中并发症的发生。

（4）确保吸引器的吸力正常。

2. 术中护理配合

（1）同一般胃镜检查的护理，完成普通胃镜检查，明确套扎指征。

（2）尼龙单套的护理配合：将事先准备好的尼龙环和结扎装置交给操作者，并顺着活检孔道插入。当塑料套管出现在视野时，护士收回塑料套管，尼龙环露出于透明黏膜吸帽槽内，医师将内镜对准曲张静脉持续负压吸引，将曲张静脉吸入透明黏膜吸帽内。待满视野红时，护士回收手柄钳夹尼龙环直至手柄上胶布固定的刻度处，放开手柄使钩子与尼龙环脱落。退回塑料套管内，退出结扎装置，完成一次套扎。再次安装尼龙环，相同的方法完成对所有曲张静脉的结扎治疗。尼龙单套时需两名护士娴熟的配合，确保手术治疗的成功。

（3）连续套扎的护理配合：将安装好结扎器的胃镜送入食管齿状线附近，确定结扎部位。内镜对准曲张静脉持续负压吸引，将需套扎的曲张静脉完全吸入外套柱内，并接近镜面成球形出现红色征时旋转手柄释放套圈。套圈脱落后牢牢地将曲张静脉结扎为饱满球形，旋转退镜，结扎后的静脉呈紫葡萄状，套扎时注意不要在同一平面上多次结扎，以免引起食管狭窄。重复上述操作，完成对所有曲张静脉的结扎治疗。

3. 术后护理

（1）同上消化道出血的紧急胃镜检查与治疗的术后护理。

（2）卧床休息，6 小时后可进温凉流食，而后逐渐增加饮食中的固体成分，2 周内达到可进软食。饮食应柔软、清淡、易消化，忌烟酒、辛辣、刺激、质硬饮食。

（3）结扎后的患者在 48 小时内均有不同程度的吞咽不适、哽噎感和胸骨后隐痛不适。这是由于结扎后曲张静脉局部缺血坏死，浅溃疡形成，一般无须特殊处理可自行缓解。

4. 并发症与防治

（1）一过性吞咽困难：一般在 24 小时内自行消失。

（2）食管溃疡：绝大多数患者会在皮圈脱落后形成局部浅溃疡。但经制酸、服用黏膜保护剂后溃疡多在 2 周左右愈合。

（3）曲张静脉破裂大出血：此为橡皮圈或尼龙圈套扎不紧，过早脱落致静脉内未形成血栓，或由套扎局部静脉破溃所致。发生率很低，然而一旦发生则为致命性大出血，需紧急手术治疗或双气囊三腔管压迫止血。

（二）经胃镜食管静脉曲张硬化剂治疗

经胃镜食管静脉曲张硬化剂治疗（EVS）可以制止曲张静脉出血，消除曲张静脉，有效预防和减少再出血。但风险相当大，操作时须极其谨慎。

1. 术前准备

（1）同上消化道出血的紧急胃镜检查与治疗的术前准备。

（2）硬化剂的选择：选用快速形成血栓、能收缩血管、引起无菌性炎症性组织坏死特点的油质硬化剂，常用的有 1% 乙氧硬化醇、5% 鱼肝油酸钠、95% 乙醇等。用 20 mL 无菌注射器抽取药液备用。

（3）复旦大学附属中山医院采用胃镜先端部附加气囊（Olympus MD-689）进行硬化剂注射治疗。在滑石粉帮助下，将气囊套入胃镜先端部，其下端与胃镜头端距 1 ~ 2 mm，丝线固定使其不易滑脱。向气囊内注射 20 ~ 25 mL 空气没入水中，以检查气囊是否漏气。

（4）注射针的选择：注射针有两种，金属型和特氟隆型。金属注射针较硬，弹性稍差，刺入静脉后，由于食管的蠕动和患者呼吸的影响，易划破静脉，导致更大量的出血。但金属针可消毒后反复使用。而特氟隆型的注射针弹性较好，不易划破静脉，一次性使用。

（5）检查内镜注射针的完好性和灵活件，确保内镜注射针伸缩自如，针头长度适宜

（COOK 的一次性硬化注射针的针头长度可调范围为 0 ~ 0.8 cm），一般选择 0.4 ~ 0.6 cm 为宜，并将注射针管腔内充满硬化剂。

（6）推荐行无痛胃镜，确保患者最大的配合，减少术中并发症的发生。

2. 术中护理配合

（1）同一般胃镜检查的护理，完成普通胃镜检查，明确治疗指征。

（2）常用的注射方法有 3 种：①血管内硬化法；②血管旁硬化法；③血管内和血管旁联合硬化法。对小的曲张静脉做血管内注射，对曲张明显粗大的采取联合注射法，即先注射在曲张静脉旁，以压迫曲张静脉，使其管腔缩小，随后再行静脉腔内直接注射使之闭塞。操作过程与医师密切沟通与默契配合，任何不默契都可能导致患者大量出血。

（3）将收针状态（针头处于套管内）的注射针递给医师送入钳道。注射时当注射针对准注射部位后遵医嘱出针，针头刺入血管后推药。边推药边观察静脉情况。推药结束停顿片刻使药液发挥作用，当医师准备拔针时继续推药。此封针法是为了防止针眼中出血甚至飚血，使注射后出血减少到最低程度。当针头离开血管立即收针，用同样的方法完成对所有曲张静脉的治疗。

（4）一旦出血，切莫慌张，气囊压迫胃底或镜身压迫针眼即可止血。

（5）常用硬化剂有 1% 乙氧硬化醇每点 2 ~ 4 mL，一次总量不超过 30 mL；5% 鱼肝油酸钠注射量每点 4 ~ 6 mL，一次总量不超过 20 mL 等。

（6）注射部位的选择：多选择静脉内注射法。自近贲门处的下端食管静脉开始注射。多为 4 条曲张静脉，每条静脉注射 1 ~ 2 点。注射点应交错刺入，相差 1 ~ 2 cm。如在同一平面刺入，易引起注射后的狭窄。静脉旁注射易引起溃疡和狭窄，故应慎用。

3. 术后护理

（1）同上消化道出血的紧急胃镜检查与治疗的术后护理。

（2）卧床休息，对于急诊食管静脉曲张破裂出血患者采用 EVS 治疗后仍需禁食。可立即拔除三腔管，补液中适当加入止血剂，注意消化道有无出血和腹部体征。为防止腹内压增高导致出血，积极预防和治疗上呼吸道感染，减少恶心、呕吐。

（3）对于再次内镜食管静脉曲张硬化剂注射治疗的患者可在门诊进行。治疗后患者在内镜室休息 1 ~ 2 小时，无特殊情况可回家休息，3 ~ 4 小时后进少许流质饮食。定期门诊随访。

（4）可能出现食管胃运动功能障碍，表现为胃食管反流和运动节律迟缓，因此治疗后常规静脉滴注 H_2 受体阻滞剂和口服胃黏膜保护剂。

（5）硬化剂治疗后再出血常发生在注射后 24 ~ 72 小时内，可能是注射针眼出血，也可能是曲张静脉其他部位出血。少数患者由硬化剂注射后门脉高压性胃病引起，一般通过内科药物治疗出血可停止。

4. 并发症与防治

（1）出血：对穿刺点渗血，可用镜身压迫或喷洒凝血酶或肾上腺素，一般均可止血。注射后几日再出血，主要是由穿刺点痂皮脱落、黏膜糜烂、溃疡所致。溃疡引起出血大部分为渗血，用热凝、电凝等方法有时难以控制，常用止血夹子来控制出血。

（2）溃疡：有浅表溃疡及深溃疡两类，一般无症状，可在 3 ~ 4 周内自愈。也可用制酸药物治疗。

（3）狭窄：一般采用 Savary 锥形硅胶扩张器扩张，无须外科治疗。

（4）其他并发症：如胸骨后疼痛、吞咽困难、低热等。肺部并发症有胸腔积液和急性呼吸窘迫综合征，部分病例可发生异位栓塞，因硬化剂多引起肺的周边部位栓塞。少见并发症有菌血症、食管旁脓肿、纵隔炎、门静脉和肠系膜静脉血栓形成。

（三）经胃镜胃底静脉曲张组织黏合剂治疗

食管静脉曲张伴有胃底静脉曲张的患者因食管静脉曲张破裂出血，经 EVL 或 EVS 治疗后出现胃底静脉曲张。当胃底静脉曲张破裂出血时，硬化剂治疗疗效差、并发症高，组织黏合剂注射已成功地应用于胃底曲张静脉破裂出血，但其风险巨大，操作时需极其谨慎，任何环节不容有失。以下介绍复旦大学附属中山医院使用康派特医用胶栓塞型治疗胃底静脉曲张的护理配合。

1. 术前准备

（1）同上消化道出血的紧急胃镜检查与治疗的术前准备。

（2）组织黏合剂是一种快速固化的水样物质，在血液和组织液中阴离子作用下，迅速固化，阻断血流，达到栓塞止血的目的。传统用"三明治夹心法"即"碘油—组织黏合剂—碘油"的分层推注法。

（3）由于组织黏合剂在正常空气环境下瞬间凝固，当被推入内镜注射针时很快固化堵住管腔，无法注射到曲张的静脉内。因此注射动作需极其迅速，由两个护士默契配合，一个负责抽药，一个负责推药。用 2 mL 的注射器配 16 号针头，可加快抽药速度和推药速度。

（4）准备两套内镜注射针，遇到组织黏合剂固化堵住管腔时可立即更换。检查其完好性和灵活性，确保内镜注射针伸缩自如，针头长度适宜，并将注射针管腔内充满硬化剂。

（5）若患者同时进行食管静脉曲张硬化剂治疗，必须于胃镜先端部附加气囊。

（6）准备好冰去甲肾上腺素棉球和活检钳，以备大出血紧急止血用。

（7）推荐进行无痛胃镜，确保患者最大的配合，减少术中并发症的发生。

2. 术中护理配合

（1）同一般胃镜检查的护理，完成普通胃镜检查，明确治疗指征。

（2）于曲张静脉的隆起最高点准确地进行静脉腔内注射组织黏合剂是治疗的关键。

（3）将收针状态（针头处于套管内）的注射针递给医师送入钳道，注射时当注射针对准注射部位后遵医嘱出针，针头刺入血管后推药。边推药边观察静脉情况。当医师发出推注组织黏合剂的指令后，抽药护士立即掰开安瓿，用事先准备好的注射器（2 mL 的注射器配 16 号针头）抽药，抽好卸下针头，交给推药护士。推药护士取下硬化剂注射器换上组织黏合剂注射器立即快速强力推药（因为抽药护士没有时间排气，因此推药护士推时注意不要将注射器内的空气推入）。推药结束再换回硬化剂注射器继续推注，把内镜注射针内的剩余组织黏合剂一起推入血管，推药结束停顿片刻使药液发挥作用后封针。当针头离开血管立即收针。整个过程不超过 20 秒。

（4）整个操作过程护士与医师、护士与护士须密切沟通与默契配合，任何小小的不默契都有可能导致患者大量出血。尤其是两位护士之间的配合，决定了组织黏合剂能否在固化前进入曲张的血管内，这将直接决定手术的成败。因此两位护士可事先进行模拟操练，以确保动作迅速。同时，推药护士必须对推药时的阻力和难度做好心理准备。

（5）若采取的是碘油—组织黏合剂—碘油的"三明治"分层推注法，配合方法大致同上。

（6）如同时有食管静脉曲张，采用硬化剂治疗仍有必要。

（7）即使出现血流如注的情况，也要保持镇静。立刻用棉球直接压迫可止血。

3. 术后护理

（1）同食管静脉曲张硬化剂治疗患者的术后护理。

（2）治疗后患者可感胸骨后疼痛、恶心、呕吐、发热、白细胞升高等，少数有进食不适、吞咽困难，一般 2～3 天后疼痛可消失。

（3）主要并发症为肺栓塞和门静脉栓塞，但发生率很低。并发症产生的主要原因是栓塞技术错误和硬化剂用量过大。

（宫秀芹）

第三节　双气囊小肠镜检查

双气囊小肠镜通过两个气囊交替固定小肠肠管，内镜与外套管交替插入，可完成全小肠的直视检查。根据医师预先判断的可能病变部位，双气囊小肠镜检查可分为经口腔、经肛门及经胃肠 3 种途径进镜检查。它具有内镜直视、操控性好、活检兼治疗、能完成全小肠检查等优点。双气囊小肠镜检查的开展是消化内镜的一场革命，它排除了消化内镜检查的最后盲区。

一、适应证

（一）国际上通用的适应证

（1）胶囊内镜检查后的深入检查。

（2）可疑小肠出血。

（3）胃肠术后功能紊乱。

（4）小肠狭窄的内镜诊断及治疗。

（5）小肠肿瘤及肿块。

（6）胰腺炎及胆源性疾病。

（7）克罗恩病。

（8）小肠异体移植的观察。

（9）回收滞留胶囊内镜。

（10）清除肠道寄生虫。

（11）明确小肠梗阻的病因。

（12）肠套叠的内镜下处理。

（13）做结肠镜检查有困难的病例。

（二）中华医学会消化内镜学分会小肠学组提出的的适应证

（1）原因不明的消化道（小肠）出血及缺铁性贫血。

（2）怀疑小肠肿瘤或增殖性病变。

（3）怀疑小肠克罗恩病。

（4）不明原因的小肠梗阻。

（5）不明原因的腹泻或蛋白丢失。

（6）小肠内异物。

（7）外科肠道手术后异常情况（如出血、梗阻等）。

（8）已确诊的小肠病变治疗后复查。

（9）相关检查提示小肠存在器质性病变可能。

二、禁忌证

（1）严重心肺功能异常。

（2）有高度麻醉风险。

（3）无法耐受或配合内镜检查（如精神障碍）。

（4）相关实验室检查明显异常（如重度贫血、严重凝血功能障碍等），在指标纠正前不能接受该检查。

（5）完全性小肠梗阻无法完成肠道准备。

（6）多次腹部手术史。

（7）低龄儿童、孕妇。

（8）其他高风险状态或病变（如中度以上食管胃底静脉曲张、大量腹腔积液等）。

三、术前准备

（一）器械物品及药品准备

1. 器械准备

双气囊小肠镜检查主要的设备包括主机、光源、气泵、内镜、外套管、润滑剂、小肠镜活检钳、小肠镜注射针、牙垫、纱布、治疗巾、染剂等。内镜的准备如下。

（1）用一个 20 mL 的注射器与内镜气囊管连接，抽吸空气反复冲注气囊管道，除去管道里的水分，以免影响气囊充气。

（2）用橡皮做成一个防逆流活瓣连接在外套管的近侧，调整橡皮近侧伸出的长度以保证橡皮不会被卷入外套管与镜身之间，防止产生阻力，用外科胶布固定橡皮。

（3）用专用软管将外套管和内镜的气囊管道分别与气泵相连。

（4）打开气泵电源，按压和启动控制面板上的内镜气囊充气/放气键，将内镜前端浸入水中以确定有无气泡从前端冒出。确定后，将内镜前端从水中取出，擦除水迹，然后按压暂停键。

（5）按压和启动控制面板上的外套管气囊充气/放气键，使气囊充气，然后将气囊浸入水中观察有无空气泄漏，确定后，按压暂停键。

（6）向外套管内注入 10 ~ 20 mL 水或专用油，托住和移动外套管使水或专用油遍布外套管，减少内镜和外套管之间的阻力。

（7）打开气泵的内镜气囊充气开关，使空气从内镜前端的气孔持续喷出，与此同时，将内镜通过外套管，并将外套管滑向内镜的操作部，擦干内镜前端的水迹，按下镜身气囊的暂停键。

（8）用酒精纱布湿润内镜的前端，将气囊安装到内镜前端。

（9）在安装工具上先装上一个固定用橡皮圈，安装工具套在镜身和气囊的外面慢慢滑向内镜的近端，将橡皮圈从安装工具上推出，用橡皮圈将内镜气囊牢牢地固定住。

（10）安装一个盖帽到内镜气囊的前端，观看内镜显示器，保证盖帽不会遮盖内镜的视野。

（11）使胶带环绕盖帽和内镜气囊远端之间的范围，在安装工具上装固定用橡皮圈，从安装工具上推出橡皮圈，使橡皮圈固定在气囊的远端。

（12）打开内镜气囊的充气开关，把内镜前端气囊浸入水中，观察内镜气囊是否漏气，然后关闭内镜气囊的充气开关，使气囊放气。

（13）使用防雾的清洁剂清洁内镜前端的镜头，保持内镜画面清晰。

2. 急救物品准备

（1）中心负压吸引，中心供氧装置，监护仪，治疗车。

（2）基础治疗盘（内有镊子、乙醇、碘伏、棉签、砂轮、止血钳、胶布等）。

（3）注射器（5 mL、10 mL、20 mL 各 2 支，50 mL 1 支），输液器，输血器。

（4）危重症抢救用盘（内有开口器、舌钳、压舌板、手电筒、叩诊锤、针灸针等）。

（5）气管切开包，静脉切开包。

（6）胸外心脏按压板，心内穿刺针。

（7）专科特殊抢救设备。

（8）血压计，听诊器。

3. 急救药品准备

肾上腺素、多巴胺、洛贝林、毛花苷 C（西地兰）、去甲肾上腺素、尼可刹米（可拉明）、氨茶碱、盐酸利多卡因、异丙肾上腺素、盐酸阿托品、地塞米松、间羟胺、山莨菪碱、氢化可的松、呋塞米注射液等。

（二）患者准备

1. 一般准备

（1）向患者及其家属详细讲解检查目的、过程和配合要点，说明可能出现的意外及对策，签署检查知情同意书。

（2）术前常规检查血常规、肝肾功能、凝血功能、心电图等，排除严重的心肺疾病。

（3）术前禁食、禁水 8 小时。

2. 经不同途径进镜的患者准备

（1）经口进镜的双气囊内镜检查：术前需禁食 8～12 小时，于术前 10～20 分钟口服咽麻祛泡剂，取下活动性义齿、眼镜等。

（2）经肛门进镜的双气囊内镜检查：内镜需要经过大肠才能进入回肠，因肠道粪渣有可能覆盖内镜视野，或进入外套管内而增加内镜与外套管的摩擦力，因此肠道准备十分重要。清洁肠道的方法与结肠镜检查时的清洁基本相同。

（3）经胃肠途径的双气囊内镜检查：基本同经肛门进镜的术前准备。因做过胃部分切除术的患者，残胃蠕动较弱，可能会有食物残渣存留，这些食物残渣不但影响观察，一旦进入外套管内，还会增加镜身和外套管的摩擦力，使进镜困难，所以对有过胃切除史的患者，术前禁食时间更长。

3. 术前用药

由于双气囊内镜检查比普通胃肠镜检查所需时间长，一次检查需要大约1.5小时，内镜通过咽喉和勾拉肠道时会引起咽喉和腹部不适，患者会感到焦虑。因此给予患者合适的镇静剂或静脉麻醉是非常重要的，尤其是经口进镜时，最好行静脉麻醉。

4. 心理准备

接受小肠镜检查的患者多数病程较长，且常规胃肠镜检查未明确病因，因此患者常表现出恐惧、焦虑等不良情绪，检查前应充分评估患者病情及心理状态，告知患者及其家属检查过程及配合要点，介绍成功病例，消除患者紧张等不良情绪，使患者以最佳的心理状态接受检查。

5. 其他准备

（1）给予氧气吸入、心电监护。

（2）建立静脉通道，由麻醉医师进行静脉麻醉。

四、术中配合

（一）患者护理

（1）经口进镜的双气囊内镜检查：采用全身麻醉，协助患者取去枕平卧位，待麻醉医师插管完毕，改为左侧屈膝卧位，头微屈，于嘴角下垫一弯盘及治疗巾，防止口水污染床单，帮助患者装好牙垫，并用胶布固定。

（2）经肛门进镜的双气囊内镜检查：检查前，更换肠镜检查裤，在检查床上垫一次性中单于患者腰部以下，以防粪水污染检查床，协助患者取左侧卧位，双腿并拢弯曲。

（3）检查过程中，麻醉医师和护士必须密切观察患者的意识、呼吸及循环状况，检测呼吸、血压、血氧饱和度等。对操作时间长的患者应密切观察腹部体征，了解有无肠穿孔等严重并发症的发生。在整个操作过程中注意密切观察患者的反应，有异常及时报告术者。

（二）治疗过程中的配合

（1）双气囊小肠镜检查通常由术者、护士和麻醉医师共同配合完成，检查过程中术者负责控制内镜镜身的推拉、旋转和角度钮调节，护士位于术者旁边负责外套管的进退，拉直、固定外套管，尽量使内镜的体外部分保持直线状态。

（2）操作前，将外套管套在小肠镜身上，当内镜头部进入十二指肠水平后，先将小肠镜头部气囊充气，使内镜头部固定住小肠壁不易滑动，然后将未充气的外套管沿镜身插至内镜的镜身50 cm标记处，接着将外套管气囊充气。充气完毕后内镜及外套管同步回拉，消除肠袢后，继续将内镜缓慢向深部插入，直到无法进镜，再依次将内镜头部气囊充气，同时释放外套管气囊，外套管沿镜身向前滑。

（3）当内镜向深部推进困难时，护士可协助患者变换体位，或用手在患者腹部施加压力，以减少或防止内镜在胃肠道内结袢；若已结袢，可回拉镜身解袢后再向小肠深部推进。

（4）退镜时护士固定外套管，术者缓慢退镜，仔细观察肠腔有无病变。退至内镜的镜身50 cm标记处时，给内镜气囊注气，同时外套管球囊放气，放气完毕后护士将外套管缓慢退至内镜操作部一端，然后给外套管球囊注气，同时内镜气囊放气，再次缓慢退镜观察，重复以上过程，完成小肠镜退镜，退镜过程中应及时抽气，以减轻术后患者腹胀、腹痛等不适。根据病情需要，有时小肠镜检查分两次进行，一端进镜困难时，应做好肠腔标记，以便从另外一端进镜时在此汇合。

（5）发现小肠病变后，配合术者进行活检、染色、注射、肠道标记等。

五、术后护理

（一）患者护理

（1）麻醉苏醒：因检查前或检查中使用了镇静剂、镇痛剂或麻醉剂，检查结束后应在麻醉苏醒室观察。患者保持侧卧位休息，直到完全清醒，若有呛咳，可用吸引器吸除口腔、鼻腔分泌物。严密监测患者意识状态、生命体征及血氧饱和度。当患者的生命体征恢复到治疗前水平或神志清楚、对答切题时，方可终止观察。总结药物用量，术者确认签字，然后将患者送至病房。

（2）饮食护理：术后6小时进行腹部体检，若患者无明显腹痛、腹胀，肠鸣音恢复正常，病情无禁忌，可逐步给予流质、半流质、易消化饮食，避免进食粗糙、易产气的食物。

（3）经肛门进镜的患者，检查后当天避免进食产气食物如牛奶、豆浆等，次日可进普食或根据医嘱进食。

（4）检查后可能存在不同程度的腹胀，多数可自行缓解，必要时可行肛管排气。若腹胀明显或出现腹痛，需及时告知医师，行相关治疗。

（5）经口进镜的患者，检查后1~3天可能会有咽喉部疼痛，此症状通常在2~3天内自行消失，严重者可含服消炎片或行雾化吸入缓解症状。

（二）器械及附件处理

按软式内镜清洗消毒法清洗消毒小肠镜，用吹风机吹干各通道后将小肠镜悬挂于专用储存柜内备用。具体方法见软式内镜消毒方法的相关内容。

六、并发症及防治

1. 咽喉疼痛

因外套管反复摩擦所致，一般不需特殊处理。向患者做好解释，症状严重者，可含服消炎片或行雾化吸入。

2. 误吸、肺部感染

经口小肠镜检查时，应及时清理咽喉部分泌物及反流胃肠液，防止误吸，必要时可采取气管插管，以减少误吸及肺部感染风险。

3. 食管贲门黏膜撕裂症

若检查时间短，检查过程中应注意患者有无恶心、呕吐反应，进镜、退镜时仔细观察贲门有无损伤及出血；若检查时间长，应在静脉麻醉状态下进行。

4. 腹胀

少数患者术后出现腹胀，多数症状较轻，活动后可自行消失，必要时可行肛管排气等治疗。

5. 黏膜损伤

内镜进退过程中有时可损伤小肠黏膜，多数程度轻，无须特殊处理；若损伤较重，可服用小肠黏膜营养剂，如谷氨酰胺等。

6. 肠穿孔

检查中及检查后注意观察患者腹部体征，若出现腹部压痛、反跳痛、腹肌紧张等，需警惕肠穿孔的发生，应及时报告医师，尽早采取相应的治疗措施。

7. 出血

按消化道出血治疗原则处理，必要时可通过内镜下止血治疗。

8. 肠套叠

发生率极低，缓慢退镜可减少肠套叠发生。

9. 急性胰腺炎

发生率极低，经口途径检查者，术后观察有无腹痛、呕吐等不适，如有以上症状，及时报告医师，检查淀粉酶等排除急性胰腺炎。

七、注意事项

（1）选择合适的进镜途径：通常，怀疑病灶位于空肠者，可先采用经口途径进镜；怀疑病灶位于回肠者，可先采用经肛门途径进镜；当无法判断先采用何种途径进镜时，应先选择经肛门途径，因经肛门途径进镜，患者的不适感相对较轻。

（2）内镜进镜及外套管推进必须在视野清晰的状态下进行，严格遵循"循腔而入"的操作原则，以免损伤肠黏膜或引起出血、穿孔等并发症。

（3）患者吞咽反射完全恢复，饮水无呛咳方可进食。因内镜检查时需反复进退，咽喉部可能会有擦伤，需进食清淡饮食一天，勿食过热、粗糙、坚硬及辛辣刺激性食物，以免加重咽喉部不适，次日可正常饮食。

（4）检查后 3~6 小时需有人陪护。

（5）24 小时内不得驾驶机动车辆、进行机械操作和从事高空作业，以防意外。

（6）检查后 24 小时内最好不做需精算和逻辑分析的工作。

（宫秀芹）

第四节　双气囊小肠镜下的止血治疗

小肠出血是不明原因消化道出血的主要原因，引起小肠出血的疾病包括溃疡、炎症、肿瘤、血管畸形、肠道解剖畸形（如憩室）及医源性损伤等。采用双气囊小肠镜，可在直视下明确小肠出血病灶的确切位置，并进行内镜下止血治疗，避免手术治疗。如果内镜下止血困难，也可通过黏膜下注射特制印度墨汁或金属钛夹标记等方法标记肠腔出血位置，为外科手术提供标记点，提高手术效率，并可最大限度减少肠道切除范围。

目前，双气囊小肠镜下常用的止血治疗技术包括喷洒药物止血、氩离子血浆凝固术（APC）、电凝止血及金属钛夹止血等。氩离子血浆凝固术在临床上最为常用，因其凝固深度为 2~3 mm，可防止薄壁器官穿孔，有利于组织修复，以及其非接触性、凝固深度浅的优势适用于各种类型病变引起的出血。

一、适应证

各种原因引起的小肠出血，如小肠血管畸形、肿瘤、梅克尔憩室等疾病引起的小肠出血，射频消融手术或黏膜切除术引起的小肠出血等。

二、禁忌证

（1）出血量大，血流动力学不稳定。

（2）严重心肺功能异常，无法耐受小肠镜检查或静脉麻醉。

（3）出血量大使得双气囊小肠镜难以保持视野清晰者不适宜内镜下止血。

三、术前准备

（一）器械准备

除双气囊小肠镜检查常规用物之外，需准备镜下止血药物和内镜治疗辅助器械，根据不同止血治疗方法，所需药物及内镜器械不同，具体如下。

1. 药物喷洒止血

喷洒导管、8% 去甲肾上腺素（8 mg/100 mL）、5% ～ 10% 孟氏液、凝血酶溶液（500 U/40 mL）等。

2. 氩离子血浆凝固术

氩离子发生器、氩离子血浆凝固术探头等。

3. 电凝止血

钳道管直径在 2.8 mm 及以上的双气囊内镜、高频电发生器、电凝电极等。

4. 金属钛夹止血

钳道管直径在 2.8 mm 及以上的双气囊内镜、金属钛夹、金属止血夹释放器等。

（二）患者准备

1. 常规准备

（1）向患者及其家属耐心讲解双气囊内镜操作及治疗的意义和风险，使患者对该项检查有正确的认识，签署内镜诊疗知情同意书。

（2）提前开出检查申请单，联系麻醉科准备行术中麻醉。

（3）术前禁食、禁水 8 ～ 12 小时。

（4）术前注意预防呼吸道传染，同时进行针对性的体格检查，包括心肺听诊和气道评估。

（5）患者术前需常规检查血常规、肝肾功能、心电图及凝血功能等，排除严重心肺疾病。详细了解有关病史，包括重要脏器的功能情况，既往镇静麻醉史、药物过敏史及目前用药、烟酒史等。

（6）给予留置静脉套管针、吸氧、心电监护。

（7）协助患者取左侧卧位，麻醉医师行静脉麻醉。

2. 经不同途径进镜的患者准备

（1）经口进镜的双气囊内镜下止血：经口进镜的患者，需术前禁食 8 ～ 12 小时。于术前 10 ～ 20 分钟口服咽麻祛泡剂 1 支，将活动性义齿、眼镜摘除。

（2）经肛门进镜的双气囊内镜下止血：经肛门进镜时内镜需要经过大肠才能进入回肠，因此，肠道准备十分重要。清洁肠道的方法与结肠镜检查时清洁肠道基本相同。禁忌用甘露糖醇清洁肠道，因为有可能引起爆炸。

四、术中护理配合

（一）患者护理

（1）经口进镜时，协助患者取左侧屈膝卧位，指导患者张开口咬住牙垫，头微屈，头下放一治疗巾，防止口水污染诊床及患者衣物。

（2）经肛门进镜时，检查前协助患者更换肠镜检查裤，在检查床上垫一次性中单于患者腰部以下，以防粪水污染检查床，患者取左侧卧位，双腿并拢弯曲。

（3）密切监测患者生命体征及血氧饱和度，发现异常及时报告术者。

（4）观察患者面部表情、身体活动、腹部体征等，若患者出现痛苦表情、身体活动或明显腹部膨隆，应及时报告麻醉医师及术者。

（5）经口进镜者必须及时吸出患者口腔的分泌物，术中注意肠液经外套管反流，引起窒息或吸入性肺炎。

（6）保持静脉输液通畅。

（二）治疗过程中的配合

术者根据出血病灶情况选择不同的止血治疗方法，护士则协助术者操作，具体如下。

1. 药物喷洒止血

双气囊小肠镜检查可确定出血部位、病变性质、范围及有无活动性出血。若内镜下见活动性出血病变，配合术者从钳道管插入喷洒导管，先以无菌生理盐水冲洗出血表面，仔细观察出血部位及出血性状，接着护士协助术者将止血溶液在内镜直视下喷洒在出血病灶。喷洒过程中，护士根据术者指令推注药物。治疗完毕，观察止血效果，确认无新鲜出血后退镜。

2. 氩离子血浆凝固术

双气囊小肠镜检查确定出血部位及出血性质，开启氩离子发生器钢瓶阀门，氩气流量设定为 2 L/min，功率设定为 50 ~ 60 W，将氩离子血浆凝固术探头由钳道管插入；将氩离子血浆凝固术探头置于距出血部位 2 ~ 3 mm 处进行凝固治疗，直至组织发白凝固、出血停止，并观察数分钟，确认出血是否停止。

3. 电凝止血术

双气囊小肠镜检查确定出血部位、病变性质、范围及有无活动性出血，在病灶处用生理盐水冲洗，充分暴露病灶；从内镜钳道管插入电凝电极探头，对准出血病灶，轻轻压在病灶中心，运用单纯凝固电流，电流指数 3 ~ 4，每次通电时间 2 ~ 3 秒，反复数次，直至局部黏膜凝固发白、出血停止为止。轻轻撤离电极探头，以少量生理盐水冲洗创面，观察 1 ~ 2 分钟以确定出血是否停止。

4. 金属钛夹止血

双气囊小肠镜检查确定出血部位、病变性质、范围，视情况行内镜下金属钛夹止血术，手术方法同一般内镜下钛夹置入方法，根据病情需要使用 1 个或多个止血夹，以达到可靠的止血效果。

五、术后护理

1. 患者护理

（1）麻醉苏醒：因检查前或检查中使用了镇静剂、镇痛剂或麻醉剂，检查结束后应该保持侧卧位休息，直到完全苏醒。如有呛咳，则可用吸引器吸除口腔、鼻腔分泌物。

（2）密切观察患者意识状态，每5～10分钟监测一次生命体征及血氧饱和度。当患者的生命体征恢复到治疗前水平或神志清楚、对答切题时，方可终止观察。总结药物用量，术者确认签字，将患者送至病房。

（3）饮食护理：视内镜治疗术后患者状况决定进食时间，若病情无禁忌，可逐步从流食、半流食过渡到正常饮食。

（4）注意观察止血效果，若仍有继续出血，需进一步治疗。

2. 器械及附件处理

按软式内镜清洗消毒法清洗消毒小肠镜，用吹风机吹干各通道后将小肠镜悬挂于专用储存柜内备用。

六、并发症及防治

同双气囊小肠镜检查。

七、注意事项

（1）双气囊小肠镜检查的注意事项同本书中双气囊小肠镜检查的护理配合相关内容。

（2）内镜下止血的注意事项同本书中内镜下非静脉曲张破裂出血治疗的护理配合相关内容。

（3）小肠壁较薄，内镜下止血时应谨慎选择止血方式，防止发生穿孔。原则上不注射乙醇溶液和高渗盐水止血。

（4）小肠出血患者，在双气囊小肠镜检查中发现的血管畸形，无论是否为活动性出血，均应给予凝固治疗。

（孙元一）

第五节　双气囊小肠镜下息肉切除

小肠息肉包括增生性息肉、肿瘤性息肉（又称腺瘤）、错构瘤性息肉及炎性息肉等。利用双气囊小肠镜进行内镜下息肉切除术，可避免传统外科手术治疗。

一、适应证

部分小肠息肉有引起肠道出血、肠套叠或息肉恶变的可能，属内镜下息肉切除适应证。

二、禁忌证

直径 >2 cm 且病变起源较深的宽基小肠息肉，应避免行内镜下息肉切除术，以防止肠穿孔等并发症发生。

三、术前准备

（一）器械准备

除双气囊小肠镜检查常规用物之外，需准备内镜下息肉切除的药物和器械，包括内镜下止血药物（8% 去甲肾上腺素等）、黏膜注射针、内镜专用圈套器、高频电凝电切发生器、热活检钳、氩离子凝固装置及氩离子血浆凝固术探头等。

（二）患者准备

（1）向患者及其家属介绍手术的目的、方法和并发症，告知手术注意事项，及时了解患者的心理动态，耐心解释患者提出的问题，消除其顾虑，取得患者的信任和配合，签署手术知情同意书。

（2）询问患者病史，了解息肉的部位、大小及形态，选择合适的内镜及附件。

（3）了解患者用药情况，若正在服用 NSAIDs 等抗血小板凝集药物，应停用 3～10 天后才可行手术。

（4）术前检查血常规、血型、凝血功能、肝肾功能、心电图等。如有凝血功能障碍，需要纠正后才能实施手术。

（5）经口进镜者，术前禁食 8～12 小时，其他同一般胃镜检查前准备。经肛门进镜者，术前一定要进行严格的肠道清洁准备，保持肠道内无粪便及残留液体。禁用甘露糖醇或山梨糖醇之类的泻药，因其于肠道内经细菌分解或发酵会产生氢气及甲烷等易燃气体，遇电火花时可能发生爆炸意外而致命。

（6）协助患者取掉所有金属物品，如项链、戒指、手表等，以免导电造成损伤。电极板敷以湿纱布，捆绑于患者右侧大腿或小腿部位，两者间必须有足够的接触面积。

（7）给予留置静脉套管针，吸氧，心电监护。

（8）协助患者取左侧卧位，麻醉医师行静脉麻醉。

四、术中护理配合

（一）患者护理

（1）密切监测患者生命体征及血氧饱和度，发现异常及时报告术者。

（2）观察患者面部表情、身体活动等，若患者出现痛苦表情或身体活动，应及时报告麻醉医师。

（3）经口进镜者须及时吸出患者口腔的分泌物，术中注意防止肠液经外套管反流，否则会引起窒息或吸入性肺炎。

（4）观察患者腹部体征有无变化，发现异常及时报告术者。

（5）注意安全，电极板必须按规定固定在患者腿上，防止电灼伤。

（二）治疗过程中的配合

（1）行双气囊小肠镜检查发现息肉时，应对息肉认真观察，用生理盐水充分冲洗病灶后，对息肉的大小、形状、表面腺管开口及息肉周围黏膜的相关情况进行判断。

（2）准备行息肉切除术时，由于双气囊内镜的钳道管位于 7 点钟位置，尽量将病变部位置于内镜视野 7 点钟位置，有助于术者切除息肉。

（3）根据息肉大小和有无蒂选择不同的切除方法。直径较小和无蒂息肉采用氩离子血浆凝固术治疗，直径较大、有蒂息肉采用高频电凝电切术，直径较大、无蒂或短蒂息肉可行内镜下黏膜切除术。

五、术后护理

（一）患者护理

（1）麻醉苏醒：检查结束后应保持侧卧位休息，直到完全苏醒，若有呛咳，则可用吸引器吸除口腔、鼻腔分泌物。密切监测意识状态、生命体征、血氧饱和度，当患者的生命体征恢复到治疗前水平或神志清楚、对答切题时，总结药物用量，术者确认签字，将患者送至病房。

（2）告知患者 1 周内避免剧烈运动，小息肉切除者时间适当缩短，大息肉切除者时间适当延长。

（3）术后禁食 6 小时，术后第 1 天进流质饮食，以后可进半流食或普食。保持大便通畅，防止便秘。

（4）经口进镜的患者，术后 1～3 天可能出现咽喉部疼痛，此症状通常在 3 天内会自行消失，严重者可含服消炎片或雾化吸入缓解症状。

（5）术后患者会有不同程度的腹胀，多数可自行缓解，若腹胀明显或出现腹痛，需及时告知医师。

（6）注意观察有无并发症，若出现发热、腹痛或黑便等现象，应及时处理。

（7）耐心向患者交代术后注意事项，告知患者 1 周内避免使用任何可能增加出血风险的药物（如阿司匹林），指导其按时随访和复查。

（二）器械及附件处理

按软式内镜清洗消毒法清洗消毒小肠镜，用吹风机吹干各通道后将小肠镜悬挂于专用储存柜内备用。

六、并发症及防治

1. 肠道出血

小量出血主要表现为大便隐血试验阳性，通过禁食、药物治疗可达到止血目的；若出血量大或出血持续不停止，可再次插入双气囊小肠镜，行镜下止血治疗，必要时需介入治疗或外科手术治疗。

2. 肠穿孔

术后严密观察患者症状及腹部体征，及时发现穿孔征象尤为重要，第一时间行内镜下金属钛夹封闭穿孔创面，严格禁食，胃肠减压，适量应用抗生素及营养支持治疗，绝大多数肠穿孔可避免手术；对大的穿孔，尤其是金属钛夹封闭困难者，可行腹腔镜下修补术；若发现时间晚，患者出现发热、腹膜刺激征等，应考虑剖腹探查术。

七、注意事项

（1）双气囊小肠镜检查的注意事项同本章中双气囊小肠镜检查的护理配合相关内容。

（2）内镜下息肉切除术的注意事项同内镜下消化道息肉切除术的护理配合相关内容。

（孙元一）

第六节　下消化道内镜黏膜下剥离术

内镜黏膜切除术（EMR）是局部切除黏膜的治疗方法，目前已广泛应用于消化道息肉、早期癌和黏膜下肿瘤的内镜下治疗。对于 >2 cm 的消化道病灶和黏膜下肿瘤，EMR 只能通过分块切除的方法来进行，即内镜下分块黏膜切除术（EPMR）。但其不能获得完整的病理学诊断资料，肿瘤残留、复发的概率也大为增加。对于 EMR 术后残留和复发病灶，由于首次 EMR 术后瘢痕形成，很难再次 EMR。单纯激光、热电偶、氩离子凝固术等虽可治疗病变，但不能获得完整的病理诊断资料。

20 世纪 90 年代，国外尤其是日本逐渐开展内镜黏膜下剥离术（ESD）治疗消化道早期癌和黏膜下肿瘤。相对于 EMR，ESD 具有以下独特优势。

（1）可以切除较大的病变。

（2）大块、完整地切除病变组织，避免 EPMR 带来的病变残留和复发。

（3）对完整切除的病变组织进行全面的病理学检查。

（4）微创治疗消化道早期癌和黏膜下肿瘤，充分体现微创治疗的优越性。

由于 ESD 可能出现的穿孔、出血等并发症以及 ESD 治疗器械的缺乏，国内鲜有开展。复旦大学附属中山医院自 2006 年 8 月开始，在国内率先使用自制器械尝试开展 ESD，目前病例累计达 600 例。

现将下消化道 ESD 护理配合技术介绍如下。

一、适应证

（1）早期大肠癌。

（2）黏膜下肿瘤：一般经超声内镜检查确定来源于黏膜肌层和黏膜下层的肿瘤。

（3）直肠类癌。

（4）大肠巨大平坦息肉：一般直径 <2 cm 的息肉可以进行 EMR；直径 >2 cm 的息肉拟用 ESD。

二、禁忌证

（1）已侵犯深部的早期癌。

（2）多发的早期癌。

（3）有淋巴结转移和远处转移的可能。

（4）来源于固有肌层的肿瘤，但随着器械和技术的进步，其逐渐变得可能。

（5）心脏、大血管术后服用抗凝剂、血液病、凝血功能障碍者，在凝血功能没有得到纠正前。

三、术前准备

（一）设备和器械准备

1. 内镜准备

Olympus 260 型电子结肠镜（带有 NBI 功能则更好）。Olympus Q260J 型一般适用于直肠需要内镜高位倒转下操作的。

2. 设备准备

ERBE VIO200D 内镜切割设备、APC2 氩气刀设备、EIP2 冲洗设备、JET2 精细水束分离设备。

所有设备打开电源并调试好。设置功率：根据病灶的大小及部位调整电凝、电切功率指数。一般标记时选用电凝 Forced coag 15～25 W，切割时用 Endo-cut 60 W effect 2～3、Forced coag 50～60 W。JET2 模块效果：直肠 35，结肠和盲肠 30。在实际操作时还要根据具体情况随时调整。

设备的薄膜键盘不能用含醇类的消毒剂擦拭，否则会导致仪器薄膜键盘上的防反光涂层溶解。高频波电灼器虽有电绝缘装置，但若遇到接线脱落或绝缘管破裂等情况，也会发生漏电等事故，因而操作前必须详细检查。

3. 器械准备

灌洗管（喷洒型）、预切开刀、注射针、热活检钳、电圈套器、止血夹与夹子装置（回转式）、异物钳、标本吸引瓶等，所有器械须安装到位、开关灵活。

4. 特殊器械准备

（1）透明黏膜吸套：专用或特制。

专用透明黏膜吸套：Olympus 公司专门为 ESD 设计的，一次性使用。

特制透明黏膜吸套：笔者医院自制的将常规透明黏膜吸套头端削去 3/4，使透明帽头端距内镜先端约 2 mm。

（2）现配的黏膜下注射用液：1～5 mL 0.4% 靛胭脂、1 mL 肾上腺素、100 mL 生理盐水（甘油果糖、25 mg/2.5 mL 透明质酸钠）。

（3）ESD 器械：有 Hook 刀（KD-620LR）、IT 刀（KD-610/611L）、Flex 刀（KD-630L）、Triangle tip 刀（KD-640L）和 BSBK21S35 等。护士必须对特殊器械的功能和使用熟知。

其中 IT 刀使用最多，相对较安全。使用 IT 刀时，按黏膜的切线方向拉动 IT 刀进行切开。由于刀头的绝缘设计，操作时不易侵入黏膜过深，比普通针状刀要安全得多。但刀丝与黏膜垂直或横向切开时，绝缘刀头会被黏膜挡住，不利于切开操作。有时不得不进行一些复杂的操作，如用附件按压黏膜、内镜打角度、更换附件等。于是在 KD-610L 的基础上，Olympus 公司生产出了 IT2 刀。它改善切开功能，刀丝与黏膜垂直时切开更容易。使用 IT2 刀时，绝缘刀头底部的电极可接触到黏膜，直接实施切开，为刀头的顺利移动开辟通路，避免刀头被黏膜挡住，使横向切开变得容易。IT2 刀的电极也可通电，从而使黏膜下层剥离的操作更加容易。

5. 其他用品准备

冷冻 8% 去甲肾上腺素溶液、纱布、泡沫板、大头针等，双吸引、氧气、监护仪、呼吸机、抢救车等，在整个治疗过程中必须提供安全的保障。

（二）患者准备

（1）了解患者的病史，包括现病史、既往史等，尤其是既往结肠镜和超声肠镜检查和治疗情况。

（2）了解患者的一般情况，全身重要脏器功能，尤其是凝血功能，询问有无使用抗凝药物等情况。

（3）肠道准备同一般结肠镜检查，要求患者术前最后一次排便应为清水样便，否则将影响术中视野和操作。如便中仍有粪渣，仍需再排便，必要时可给予灌肠清洁肠道。

（4）术前签署手术同意书，告知患者家属手术目的、方法、效果、并发症及处理、手术费用等相关情况，取得患者及其家属的理解和同意并签署手术同意书后方可进行该项治疗，以免发生不必要的医疗纠纷。

（5）推荐使用无痛内镜技术，由于手术过程精细而复杂，且用时较长，患者的腹胀、腹痛等不适明显超过一般结肠镜检查，无痛内镜技术可使患者无痛苦的同时也方便医师操作。

（三）护士与操作医师术前沟通交流

了解大致手术过程和医师习惯，便于术中默契配合。

四、术中护理配合

（一）ESD 的配合要点

（1）环境足够大，并合理布局。内镜主机、显示器、周边仪器、患者的卧位、操作医师与配合护士的站位，对手术时间的长短与手术是否顺利起着至关重要的作用。充足的时间，可让医师有足够耐心和细心完成精细操作。

（2）一名护士负责进镜和扶镜。进镜过程缓慢，循腔而进，完成普通结肠镜检查。退镜至病变处，根据手术进展配合微调和控制内镜位置。

（3）另一名护士负责术中设备模式切换与调节、器械传递、操作配合等。护士配合要娴熟。由于操作器械很多，为了便于传递，护士应有专门的操作台，在手术前将器械标记明显、放置合理、拿取交换自如。

（二）配合步骤

一般完整的 ESD 操作步骤：染色、标记、黏膜下注射、沿标记剖开、切圆、剥离、整块切除病变、创面处理、标本固定送检。

（1）进镜前于内镜前端部安装透明黏膜吸帽，注意松紧，可用胶布固定，长短要适宜，一般以 2 mm 为宜。目的是使内镜前端远离黏膜组织，同时能提供清晰的视野和优质的组织观察特性。

（2）钳道安装三通接头至 EIP2 冲洗设备，彻底冲洗干净局部粪便，充分暴露病灶，选择最佳视野和操作角度。

（3）染色或使用 NBI 确定病灶大小、性质与边界。

1）染色：使用喷洒型灌洗管染色时，推送的力度要恒定，使染色均匀，一般从活检孔管道抽出喷洒型灌洗管时要回抽或先注入空气，以免染色剂外溢，不能直接从活检孔管道注入染色剂。

2）用 Olympus CLV-260SL 时，无须染色，直接按 NBI 键，使用窄带成像技术观察病变。配合CF-H260AZI 放大肠镜，观察效果更佳。

（4）标记：一般在病灶外缘 2 mm 处，可使用氩气刀、预切开刀或 BSBK21S35。选择 ERBE：Forced coag 15～20 W，注意部位与个体差异随时调节。

（5）黏膜下注射染色剂：于病灶边缘标记点外侧进行多点黏膜下注射，目前有以下两种方法。

1）用注射针直接黏膜下注射，注射时注射针内要充满注射液，由远端向近端注射，一般每点 2 mL 使黏膜足够抬高，注射针进针不宜太深。正确使用注射针，进出活检孔道内时一定要将针芯回抽，否则会划破活检孔管道。Boston Interject 有隔离夹，在进入活检孔管道时，不要取出隔离夹，确定要注射时方可除去。

2）用 ERBE JET2，预先选择好程序、效果级别、抽吸设置。一般效果级别 Effect 选 35，抽吸设置负压 400 mbar，设置续抽时间 60 秒，激活喷嘴，使分离介质的染色剂灌注到软管末端。递送压力软管时勿弯折，JET2 时要注意垂直黏膜面。喷嘴不能对着工作人员和患者。

若使用透明质酸钠配制黏膜下注射染色剂时，必须在充分止血的条件下使用，否则会稀释透明质酸钠凝胶，降低其高度的渗透缓冲效应，从而降低防粘连效果。

黏膜下注射时不要过深，黏膜要足够抬高。注射时的感觉（推注阻力大，抬举不明显）要及时与医师沟通。若肿瘤浸润至黏膜下深层或固有肌层，则黏膜下注射时病变部不隆起，而周边黏膜明显隆起，继续剥离易穿孔。

（6）切开和剥离：使用 Need 刀、Hook 刀或 BSBK21S35 沿标记点外侧切开黏膜，再使用 Hook 刀、IT 刀或 BSBK21S35 切开黏膜直至一圈。追加黏膜下注射，使用 Hook 刀、IT 刀、Flex 刀、Triangle Tip 刀或 BSBK21S35 沿黏膜下层进行剥离。对于抬举不明显、病变与肌层不能分离、瘢痕形成部位，可直接使用 Hook 刀沿瘢痕基底切线方向进行剥离。对于来源层次较深的肿瘤，可将肿瘤顶部黏膜用圈套器切除（去顶）后，用 Hook 刀沿肿瘤边缘剥离，即内镜黏膜下挖除术，该操作对医生的技术要求更高，剥离病灶的同时极易穿孔，但无需紧张，金属夹夹闭即可。

（7）配合时注意事项。

1）调整 ERBE：Endo-cut 60 W、Forced coag 50～60 W。根据实际情况可调整参数。

2）保持病灶始终抬举，黏膜下染色清楚，可反复、足够剂量黏膜下注射。

3）随时冲洗，保持视野清楚，层次分明。若出血及时止血。

4）注意出刀的长度或方向。使用 Hook 刀，要旋转钩子方向与病灶基底方向相反。使用 Flex 刀，要注意刀头伸出的长短。

5）扶镜护士要配合患者的呼吸、肠蠕动，理解医师的切割思路，使用不同刀的特性，随时调整并固定内镜位置。可旋转内镜，使病灶处于 6 点钟位置最方便医师操作。配合护士要按病灶的部位、大小、来源，医师的喜好，器械的特性，随时与医师交流，传递器械。

（8）创面处理：对创面可见小血管用热活检钳、APC300 等凝固治疗；对于局部较深、肌层分离、可见裂孔和腔外脂肪者，应用金属夹缝合创面。肛塞复方角菜酸酯栓（太宁栓剂）保护创面。

（9）标本收集：ESD 要求标本的完整性，可用异物钳、抓钳等取出标本。不能盲目依靠透明帽吸出标本，它不一定能保证标本的完整性。标本取出后展开，并用大头针固定在泡沫板上，浸泡在甲醛溶液后送检。

（三）术中观察

（1）严密观察标准监测指数：心电图、SpO_2、血压、脉搏等。监护仪最好悬挂在不易被遮挡处，在氧疗下血氧饱和度下降就意味着严重的通气下降，其作用大于其他的监护仪，能对麻醉和苏醒过程中80%的严重意外起警报作用。心率加快也提示可能与操作有关。

（2）保持呼吸道通畅，尤其对超重、脖子粗短、有呼吸暂停综合征者更应严密观察。

（3）保持静脉通路通畅。

（4）操作配合时要随时注意是否有穿孔现象。

1）原因：技术因素，病灶本身的因素，术中反复电凝止血。

2）表现：皮下气肿、腹部膨隆、气道压力突然增加且持续存在、操作过程中持续注气肠腔仍不能展开，均提示穿孔的发生。

3）处理：若腹腔内游离气体较多，影响患者 SpO_2 下降，可用 20 G 穿刺针于腹部排气减压。随后内镜下找到裂孔，金属夹夹闭。无法夹闭时，须及时行外科手术治疗。

（四）术中穿孔的配合

金属夹的使用：金属夹的安装、张开、上夹与释放要一气呵成。穿孔时要体会医师的心情，充分理解医师的思路。把握每个金属夹的方向与位置最佳，一般从两侧至中，由远至近，配合吸引，及时夹闭。穿孔一般使用 HX-90L 的金属夹。使用 Boston Resolutiongr M 止血夹时，该止血夹可反复张开和关闭 5 次，有利于准确对位。

（五）出血的预防与处理配合

一旦发生出血，影响视野，盲目止血也容易发生穿孔。出血量较大时，有时还不得不中止 ESD。ESD 术中必须有意识地预防出血的发生。对于剥离过程中发现的较小黏膜下层血管，可以应用 Need 刀、Hook 刀、IT 刀、Flex 刀头端直接电凝止血；而对较粗的黏膜下层血管，可用热活检钳钳夹血管后外拉热活检钳，使热活检钳远离胃肠壁再电凝血管，护士配合时看见黏膜变化时立即放开热活检钳。

黏膜剥离过程中一旦出血，应及时处理。用冷冻去甲肾上腺素盐水对创面进行冲洗，明确出血点后可用 APC 探头、针刀、IT 刀、热活检钳直接电凝止血，一般不主张用止血夹止血，因为会影响后续的黏膜下剥离手术操作。

（孙元一）

第七章

外科手术护理配合

第一节　手术前患者的一般护理

一、概述

手术前期指从患者决定接受手术治疗到将患者送至手术室为止。此段时期的工作称为术前护理。术前护理的重点是在全面评估的基础上，做好术前准备，纠正患者的生理和心理问题，提高对手术和麻醉的耐受能力，将手术风险降到最低。根据手术目的及时限不同将手术分为以下几类。

1. 按手术目的分类

（1）诊断性手术：目的是明确诊断，如剖腹探查术、取活体组织检查术等。

（2）根治性手术：目的是彻底治愈疾病，如痔切除术、多指（趾）切除术等。

（3）姑息性手术：目的是减轻症状，提高生存质量，如直肠癌晚期，不切除肿瘤，单纯进行结肠造瘘术（人工肛门）以缓解患者梗阻、中毒症状，减轻痛苦，提高生存质量。

2. 按手术时限分类

（1）急症手术：需在最短时间内进行必要的准备后迅速实施的手术，如外伤性肠破裂、脾破裂等。

（2）限期手术：手术时间可以选择，但有一定时限，应在尽可能短的时间内做好术前准备，如各类恶性肿瘤的根治性手术，各类闭合性骨折的内固定术等。

（3）择期手术：手术时间没有期限的限制，可在充分的术前准备后进行，如各类无并发症的良性肿瘤摘除术等。

二、护理评估

（一）健康史

了解与手术相关疾病的诱因、主诉、症状、体征。询问患者家属或患者既往有无各系统的急、慢性疾病，如糖尿病、高血压等。详细了解创伤、手术史，家族遗传史，用药、过敏史，女性患者了解月经、婚育史。

（二）身心状况

1. 生理状况

（1）年龄：婴幼儿各系统功能发育尚未完善，老年人各系统脏器功能趋于退化，他们对各种意外、损伤适应性和对手术的耐受力均较成年人差。因此对婴幼儿应重点评估其生命体征、体重和出入液量的变化；老年人应全面评估其身体各系统功能。

（2）营养状况：根据患者的身高、体重、肱三头肌皮肤褶皱度、臂肌围及食欲、精神状态、劳动能力和实验室检查结果（如血浆蛋白含量）等评判其营养状况。

2. 重要脏器的功能状况

（1）心血管系统：①脉搏速率、节律和强度；②血压、脉压；③皮肤色泽、温度及有无水肿；④体表血管有无异常，如有无颈静脉怒张和四肢浅静脉曲张；⑤了解有无增加手术危险性的因素，如高血压、冠心病、心肌梗死、心力衰竭等。

（2）呼吸系统：①胸廓形态；②呼吸的频率、深度和形态；③呼吸运动是否对称；④有无呼吸困难、咳嗽、咳痰、胸痛、哮喘或发绀等；⑤有无上呼吸道感染。了解有无增加手术危险的因素，如肺炎、肺结核、支气管扩张、哮喘及慢性梗阻性肺疾病等。

（3）泌尿系统：①排尿情况，有无排尿困难、遗尿、尿频或尿失禁等；②尿液情况，尿液浊度、颜色、尿量及尿比重等，了解有无增加手术危险的因素，如肾功能不全、前列腺肥大或急性肾炎等。

（4）神经系统：①患者是否有头晕、头痛、眩晕、耳鸣、瞳孔大小不等或步态不稳；②了解有无增加手术危险的因素，如颅内压增高或意识障碍等。

（5）血液系统：患者是否经常有牙龈出血、皮下紫癜或外伤后出血不止等。了解有无增加手术危险的因素，如出血倾向的疾病等。

（6）其他：①肝脏疾病，如肝硬化、腹腔积液等；②内分泌系统疾病，如甲状腺功能亢进、糖尿病或肾上腺皮质功能不全等；③水电解质紊乱等。

3. 辅助检查

了解实验室各项检查结果、影像学检查结果，以及心电图、内镜检查报告和其他特殊检查结果。

4. 手术耐受力

评估患者的手术耐受力。①耐受良好：全身情况较好，无重要内脏器官功能损害，疾病对全身影响较小。②耐受不良：全身情况不良，重要内脏器官功能损害较重，疾病对全身影响较明显，手术损害大。

5. 心理—社会状况

了解患者的心理问题及产生心理问题的原因；了解患者家庭成员、单位同事对患者的关心及支持程度；了解家庭的经济承受能力等。

三、护理措施

（一）心理护理与社会支持

1. 心理护理

患者入院时主动、热情迎接，建立良好护患关系；在做术前准备工作时，应耐心向患者或其家属讲解手术的目的、意义、方法、预后、要求等，使患者对手术有全面的了解，取得患者和其家属的配合；通过一些功能训练，缓解患者紧张情绪，使其正确认识并面对手术。

2. 社会支持

在不影响治疗和休息的前提下，安排家属、朋友、同事探望患者；允许的情况下同意家属陪伴；告知探视、陪伴人员使用正性语言鼓励、安慰患者，增强患者面对疾病的信心和勇气。

（二）一般护理

1. 饮食和休息

根据病情进行饮食指导，鼓励患者摄入营养丰富、易消化的食物，必要时加强营养。指导患者活动与休息相结合，减少明显的体力消耗，保持病房安静，以保证患者的睡眠时间。

2. 呼吸道准备

吸烟者术前2周禁烟。有肺部感染者积极控制感染，指导患者进行深呼吸和有效排痰法训练，对有痰不能咳出者，教会患者由气管深部咳嗽和咳痰，并结合叩背排痰；痰多无力咳出者可遵医嘱给予雾化吸入或在无菌操作下吸痰；对没有禁饮食和心肺功能良好的患者应鼓励多饮水，每日2 000～3 000 mL；根据病情选择合适的卧位，病情许可鼓励患者下床活动。

3. 消化道准备

（1）非胃肠道手术：成人择期手术，术前禁食8～12小时，禁饮4小时，以防麻醉或术中呕吐引起窒息或吸入性肺炎。

（2）胃肠道手术：术前3～4天少渣饮食，1～2天流质饮食，常规放置胃管；有幽门梗阻者术前3天，每晚睡前用生理盐水洗胃，以排出胃内潴留食物，减轻胃黏膜充血、水肿；结肠、直肠手术术前3天口服肠道不吸收的抗生素，术晨放置胃管，术前1日及手术当天清晨行清洁灌肠或结肠灌洗，以减少术后感染机会。急症手术和结、直肠癌患者不予灌肠。

4. 排便练习

由于排便习惯发生变化，多数人不习惯床上排便，易发生尿潴留和便秘。因此，术前必须进行排便练习。

5. 手术区皮肤准备

又称备皮，指对手术野的皮肤进行剃毛、清洗，以保证手术区域清洁，避免发生感染，利于切口愈合。术前1日，协助患者沐浴、剪指（趾）甲、更换清洁衣裤，注意防止着凉。手术区皮肤准备范围包括切口周围至少15 cm的区域。

（1）常用手术部位皮肤准备范围：见表7-1。

表7-1　常用手术部位皮肤准备范围

手术部位	备皮范围
颅脑手术	剃去全部头发及颈部毛发，保留眉毛
颈部手术	上至下唇，下至乳头，两侧至斜方肌前缘
乳房手术	上起锁骨上部，下至脐水平，两侧至腋后线，包括同侧上臂1/3和腋窝部，剃去腋毛
胸部手术	上至锁骨上及肩上，下至脐水平，包括患侧上臂和腋下，胸背均应超过中线5 cm以上过中线

手术部位	备皮范围
腹部手术	上腹部手术：上至乳头连线，下至耻骨联合会阴，两侧至腋后线；下腹部手术：上自剑突，下至大腿上 1/3 前内侧，两侧至腋后线，包括会阴部，剃除阴毛
肾手术	上至乳头连线，下至耻骨联合，前后均过正中线
腹股沟手术	上至脐平线，下至大腿上 1/3 内侧，两侧至腋后线，包括会阴区，并剃除阴毛
会阴及肛周手术	上至髂前上棘，下至大腿上 1/3，包括会阴及臀部，剃除阴毛
四肢手术	以切口为中心，包括上、下、两侧 20 cm 以上，一般超过远近端关节或为整个肢体

（2）用物准备：治疗盘内有剃毛刀架及刀片、纱布、橡胶单及治疗巾、毛巾、乙醚、棉签、手电筒、弯盘，治疗碗内盛肥皂水及软毛刷，脸盆盛热水。骨科手术备皮另备 70% 乙醇溶液、无菌巾、绷带。

（3）操作步骤：①向患者做好解释工作，将其接至换药室（处置室），如在病房床前备皮需用屏风遮挡；②铺橡胶单及治疗巾以保护床单，暴露备皮部位；③软毛刷蘸肥皂水涂局部，一手用纱布绷紧皮肤；另一手持剃毛刀分区剃尽毛发；④剃毕用手电筒照射，仔细检查毛发是否剃净及有无刮破皮肤；⑤毛巾浸热水洗净局部皮肤及肥皂液；⑥腹部手术者需用棉签蘸取乙醚清除脐部污垢和油脂；⑦骨科无菌手术，手术前 3 天开始准备皮肤，即术前第 3 天当日用肥皂水洗净皮肤，70% 乙醇溶液消毒，无菌巾包扎；术前第 2 天再做消毒与包扎；术前 1 天剃净毛发，继续清洗、消毒、包扎；手术日晨重新消毒包扎；⑧备皮完毕，整理用物，妥善安置患者。

（4）注意事项：①剃刀片应锐利；②剃毛前用温肥皂液棉球涂擦患者皮肤；③剃毛时应绷紧皮肤，不能逆行剃除毛发，以免损伤毛囊；④剃毛后需检查皮肤有无破损、发红等异常情况，一旦发现应详细记录并报告医生；⑤操作应动作轻柔、熟练，注意患者保暖；⑥皮肤准备时间越接近手术开始时间越好，一般择期或限期手术于手术前 24 小时内备皮。小儿皮肤准备一般不剃毛，只做清洁处理。

6. 完善术前检查

正确执行医嘱，完善各种检查，如交叉配血、过敏试验等。

7. 手术日晨准备

（1）测量生命体征，若发现患者有体温、血压升高或女患者月经来潮时，及时通知医生，必要时延迟手术。

（2）更换病员服，摘除佩戴的饰物和活动义齿，戴一次性手术帽（包住全部头发）。

（3）胃肠道及上腹部手术者，术前置胃管；盆、腹腔等手术者，应留置导尿管，使膀胱处于空虚状态，以免术中误伤（不需要留置尿管者要排空二便）。

（4）遵医嘱正确使用术前用药。

（5）准备好手术需要的病历、X 线片、CT 片、MRI 片、引流瓶、药品等，随患者带入手术室；与手术室接诊人员仔细核对患者、手术部位及名称等，做好交接。

（三）急症手术患者的护理

患者按常规进行皮肤准备、配血，做药物过敏试验及麻醉前准备。一般急症手术患者手术前要"四禁"，即禁止饮食、禁服泻药、禁忌灌肠、在没有明确诊断前禁服止痛剂。危重患者不宜做复杂的特殊检查。

（四）配合治疗护理

1. 加强营养

营养不良的患者易出现失血性休克，创伤修复和切口愈合的能力均下降，易并发感染，因此，术前应尽可能予以纠正。血浆蛋白在 30～35 g/L 的患者应补充富含蛋白质的饮食。根据病情及饮食习惯，与患者及其家属共同制订富含蛋白、能量和维生素的饮食计划。若血清白蛋白低于 30 g/L，则需静脉输注血浆、人体白蛋白及营养支持，以改善患者的营养状况。

2. 水、电解质紊乱和酸碱平衡失调护理配合

脱水患者遵医嘱由静脉途径补充液体，记录 24 小时出入量，测体重，纠正低钾、低钙及酸中毒等。

3. 心血管疾病护理配合

应经内科控制原发病，加强对心脏功能的监护。

（1）高血压：血压在 160/100 mmHg 以下时可不做特殊准备。血压过高者，给予适宜的降压药物，使血压稳定在一定的水平，但不要求降至正常后才手术。

（2）心律失常：遵医嘱给予抗心律失常药，治疗期间观察药物的疗效和不良反应。

（3）贫血：因携氧能力差、影响心肌供氧，手术前应少量多次输血纠正。

（4）长期低盐饮食和服用利尿剂：加强水、电解质监测，发现异常及时纠正。

（5）急性心肌梗死：发病后 6 个月内不宜进行择期手术，6 个月以上且无心绞痛发作者，在严密监测下可施行手术。

（6）心力衰竭：最好在病情控制 3～4 周后再考虑手术。

4. 肝脏疾病护理配合

肝功能损害严重的患者常存在贫血、低蛋白血症和凝血功能障碍等，术前必须经严格准备，改善肝功能，提高手术耐受力。

5. 肾脏疾病护理配合

麻醉、手术创伤都会加重肾的负担，术前准备应最大限度地改善肾功能。如需要透析，应在计划 24 小时内进行。合理控制饮食中蛋白质和盐的摄入量，禁用肾毒性药物，注意维持水、电解质及酸碱平衡，定期监测肾功能。

6. 糖尿病护理配合

对糖尿病患者的择期手术，应控制空腹血糖于 5.6～11.2 mmol/L，尿糖（＋）～（＋＋）。手术宜安排在当日晨尽早进行，以缩短手术前禁食时间，避免发生酮症酸中毒。糖尿病患者在手术中应根据血糖监测结果，静脉滴注胰岛素控制血糖。

7. 改善肺功能

对伴有肺功能障碍的患者术前应注意改善肺功能。有急性呼吸系统感染的患者，如为择期手术应推迟，待感染控制后再行手术；如属急症手术，则需应用抗生素并避免吸入麻醉。对有肺病史或拟行肺叶切除术、食管或纵隔手术的患者，术前应做血气分析和肺功能检查，评估肺功能：对存在的问题可通过解痉、祛痰、控制感染及体位引流等措施改善。

（宋任游）

第二节 手术后患者的一般护理

手术后护理是指患者从手术完毕回到病室至康复出院阶段的护理。手术创伤导致患者防御能力下降，术后禁食、切口疼痛和应激反应等加重了患者生理、心理负担，不仅影响伤口愈合和康复过程，而且可导致多种并发症的发生。手术后护理的重点是根据患者的手术情况和病情变化等，确定护理问题，采取切实有效的术后监护，预见性地实施护理措施，尽可能减轻患者的痛苦和不适，防治并发症，促进患者康复并给予适当的健康指导。

一、护理评估

（一）手术情况

评估内容包括：患者的麻醉方式、手术名称；麻醉、手术是否顺利；术中失血、补液、引流、切口包扎及患者的情绪等情况。

（二）身体状况

1. 意识状态

注意评估患者麻醉是否清醒，患者能否回答护士的问话，正确判断当前意识状态。

2. 生命体征

根据麻醉方式和手术时间重点观察患者体温、呼吸、脉搏、血压、心率等生命体征的变化。同时，评估患者皮肤、黏膜的温度、颜色，询问感觉和检查肢体的活动度。注意异常生命体征：如喉鸣音提示有喉头水肿；血压低，脉搏快、弱提示循环不足；术后体温超过38℃，持续时间长考虑是否发生了感染。

3. 疼痛

评估疼痛的部位、程度、性质、持续时间及有无伴随症状，同时还需要评估疼痛对患者休息、睡眠、进食的影响。

4. 切口和引流

评估患者切口有无出血、渗血、渗液及愈合情况。评估引流液的量、颜色、性质及是否通畅；多管引流者需进行导管标示，以免护理时发生差错。

5. 术后并发症

评估患者有无术后出血、切口感染、切口裂开、深静脉血栓形成等并发症发生及其相关因素。

6. 其他

注意评估皮肤的完整性，注意有无恶心、呕吐、尿潴留、便秘或便失禁等情况发生。

（三）心理—社会状况

由于切除了某些组织器官如肢体、乳房，致使身体外观发生了改变，患者担心日后的生活、工作、社交会受到影响，或者因为术后的疼痛、疾病恢复缓慢或并发症加重了身体的不适，患者出现对手术是否成功、自己的生命是不是会受到威胁的猜疑心理，导致术后焦虑情绪反而加重。

（四）辅助检查

手术后进行实验室检查（如血常规、尿常规、血生化等）和其他特殊检查（如 B 超、X 线、造影等），目的是进一步了解患者的手术效果，也为预防和治疗并发症提供依据。

二、护理措施

（一）一般护理

1. 交接患者

与麻醉医生和手术室护士做好床边交接。搬运患者时动作轻稳，注意保护头部及各种引流管和输液管道。正确连接各引流装置，调节负压，检查静脉输液是否通畅，注意保暖，但避免贴身放置热水袋取暖，以免烫伤。遵医嘱给予吸氧。

2. 安置卧位

根据患者的手术部位、治疗要求、麻醉方式和苏醒情况安置体位。

（1）全身麻醉未清醒患者，去枕平卧，头偏向一侧，至完全清醒后根据手术要求改换卧位。

（2）蛛网膜下腔阻滞麻醉患者，去枕平卧 6~8 小时；硬脊膜外隙阻滞麻醉患者平卧位。

（3）颅脑手术患者生命体征平稳后取 15°~30° 头高脚底卧位，有利于减轻脑水肿，降低颅内压。

（4）颜面、颈部、胸部手术取高半坐卧位，有利于改善呼吸、循环，减轻切口肿胀、疼痛和出血。

（5）腹部手术取半卧位或低坡卧位，有利于减轻腹部切口张力、减轻疼痛、引流通畅、局限炎症及改善呼吸。

（6）脊柱、臀部手术取俯卧位（脊柱前入路手术取仰卧位）。

3. 饮食与营养

术后患者的饮食由麻醉方式、手术方式、患者的胃肠道功能恢复情况决定。禁食期间应根据医嘱由静脉补充水、电解质和所需能量，并做好禁食期间的基础护理。

（1）腹部手术：一般术后 5~6 天进半流质饮食，7~9 天过渡到软食，如无胃肠道不适可以在 10~12 天开始普食，期间禁食易产气食物，如牛奶、豆类制品、高淀粉类食物等。消化道手术术后一般禁食 24~48 小时，待肠蠕动恢复、肛门排气开始进少量流质饮食，然后逐步增至全量的流质饮食。

（2）非腹部手术：进食时间根据麻醉方式、手术类型及患者的全身反应而定。局部麻醉小手术、全身反应小的患者不需要禁食；手术范围大、全身反应明显的患者，待症状全部消失后可以进食；椎管内麻醉，术后无恶心、呕吐，可在术后 4~6 小时饮水或进少量流质饮食，以后逐步过渡到软食、普食；全身麻醉患者完全清醒，无恶心、呕吐可进流食，逐步过渡到普食。

4. 休息和活动

保持病室安静，减少不必要的干扰，保证患者有足够的休息和睡眠。待病情稳定后，鼓励患者尽早活动，早期活动有利于增加肺活量、减少肺部并发症、改善血液循环、促进切口愈合、预防深静脉血栓形成、促进肠蠕动恢复及减少尿潴留的发生。活动的方法有鼓励患者深呼吸、咳嗽、活动小关节，勤翻身等；除四肢血管手术外，按摩肢体有利于增加血液循环；手术无特殊要求或无严重并发症，患者可以在术后24～48小时下床活动，活动的量、范围、时间根据患者的耐受程度决定。如果患者有休克、心力衰竭、严重感染、出血、极度虚弱则需要延迟活动时间。

5. 切口护理

注意切口的渗出情况，保持敷料清洁干燥，如果敷料被体液浸湿1/2以上需要及时更换；预防切口感染、切口不愈合、切口裂开等并发症，更换敷料时，注意观察切口愈合情况，如果出现红、肿、热、痛、不愈合、有异味要及时通知医生处理。

6. 引流管护理

引流管的作用是引流渗血、渗液，预防感染，促进伤口愈合。引流管一般置于体腔（腹腔、胸腔）或空腔脏器内（胃、膀胱、胆管）。

（1）护理要点：①妥善固定，防脱落；②保持通畅和有效引流，做到"防扭曲、防压迫、防阻塞"；③引流袋（瓶）每天更换，更换时严格无菌操作、预防感染；④注意观察引流物的颜色、性质、量，并做好记录；⑤注意拔管的指征、时间和方法。

（2）拔管时间：根据引流的性质、引流量的多少和引流物的颜色变化决定。橡皮片引流1～2天；烟卷引流4～7天；腹腔引流管7～10天；T形引流管10～14天；胃肠减压管3～7天待肛门排气后可以拔除。

（二）病情观察

1. 生命体征

大手术、全身麻醉、危重患者，遵医嘱15～30分钟监测一次体温、脉搏、呼吸、血压、意识、瞳孔，待病情稳定后改为2～4小时一次；一般手术每4小时观察一次并记录。

2. 并发症

注意倾听患者主诉，及时发现呼吸、循环、泌尿、神经系统的异常变化。及时了解实验室和其他特殊检查的结果，做到全面掌握病情变化，有效预防和发现术后并发症的发生。

（三）治疗护理

1. 术后不适的护理

（1）疼痛：手术是一种创伤，麻醉作用消失后，患者会出现疼痛，疼痛的高峰一般出现在术后24～48小时，随着伤口的愈合疼痛会逐渐减轻。剧烈的疼痛会严重影响休息、削弱机体抵抗力，护理时需要注意以下几点：①准确评估疼痛发生的规律和判断疼痛的程度；②疼痛轻、可以耐受者可以选用心理疏导法缓解，如听音乐、按摩、松弛术等；③疼痛剧烈者，遵医嘱使用镇静、止痛剂，如安定、吗啡、哌替啶等；④在术后1～2天的疼痛剧烈期内可安装镇痛泵，患者可以自己控制使用止痛剂完成镇痛；⑤教会患者在咳嗽、改变体位时双手保护切口，减小切口张力，减轻疼痛。

（2）发热：患者在术后可以出现体温略升高现象，一般不超过38℃，术后2～3天恢复正常，称为外科热或吸收热。是术后患者最常见的症状，一般不需特殊处理。如果体温持续升高或正常后又升高，需要注意是否并发感染。高热患者可以采用冰袋冷敷、温水或酒精擦浴等物理降温；物理降温无效遵医嘱正确使用降温药物，同时注意补充丢失的水、电解质，增加热量供给。

（3）恶心、呕吐：是麻醉后最常见的不良反应；或腹部手术刺激胃肠道，使得胃肠功能紊乱出现急性胃扩张或肠梗阻，从而引起恶心呕吐；也可以因为颅内高压引起呕吐。护理时需要注意以下几点：①使用解痉、止吐剂，或针灸缓解症状；②若经过上述处理症状没有缓解，需要查明原因，如颅内高压引起的，需要降低颅内压，肠梗阻引起的行持续胃肠减压，并查明梗阻的原因；③呕吐发生时注意防止呕吐物误吸引起窒息；并注意保护切口；④呕吐频繁的需要进行实验室检查，了解水、电解质紊乱等并发症的发生情况。

（4）腹胀：腹胀产生的原因主要是术后肠功能恢复差、低钾血症、术中吞入或加压给氧时过多的气体进入胃肠道引起。护理时需要注意以下几点：①根据腹胀的部位，选择胃肠减压或肛管排气；②鼓励患者勤翻身、下床活动，刺激肠蠕动，促进肠功能恢复；③腹部热敷、按摩，补钾等。

（5）尿潴留：多由腰麻阻滞了骶神经、手术切口疼痛不敢排尿或不适应排尿体位改变引起。护理时需要注意以下几点：①采用诱导排尿法，下腹部按摩或热敷；②采用针刺或电兴奋治疗，促进膀胱功能的恢复；③病情许可，给予止痛剂或下床排尿；④以上措施失败，在无菌操作下实施导尿术。

2. 术后并发症的预防及护理

（1）术后出血：常发生于术后 1～2 天。主要原因有术中止血不完善，创面渗血处理不彻底，结扎线脱落，凝血功能障碍等。主要表现有打开敷料可见明显的新鲜渗血，若发现血液持续性涌出或在拆除部分缝线后看到出血点，可明确诊断；体腔内出血因位置比较隐蔽、不易及时发现而后果严重。当术后早期患者出现休克的各种表现如大量呕血、黑便或引流管中不断有大量血性液体流出，中心静脉压低于 5 cmH$_2$O，尿量少于 25 mL/h，尤其是在输给足够液体和血液后，休克征象或实验室指标未得到改善甚至加重或曾一度好转后又恶化，都提示有术后出血。护理：术后加强观察，随时监测生命体征，一旦确诊为术后出血，及时通知医师，迅速建立静脉通道，完善术前准备，再次手术止血。预防：手术时务必严格止血，结扎规范牢靠，关腹前确认手术野无活动性出血点。

（2）切口感染：常发生于术后 3～4 天。切口有红、肿、热、痛或波动感等典型体征。护理：加强切口护理，密切监测患者体温；对切口已出现早期感染症状的，应采用勤换敷料、局部理疗、有效应用抗生素等措施；已形成脓肿者，及时切开引流，争取二期愈合，必要时可拆除部分缝线或放置引流管引流脓液，并观察引流液的性状和量。预防：严格完善术前检查和术前准备；术中注意无菌操作；术后注意切口护理，及时发现感染征兆。

（3）切口裂开：多见于腹部及肢体邻近关节处。主要原因有营养不良、切口缝合技术有缺陷及突然增加腹压（如起床、用力大小便、咳嗽、呕吐时）等。其分为完全性（切口全层裂开，可有肠管和网膜脱出）裂开和部分性（深层破裂而皮肤缝线完整）裂开两种。护理：对切口完全裂开者，加强安慰和心理护理，使患者保持镇静；禁食、胃肠减压；立即用无菌生理盐水纱布覆盖切口，并用腹带包扎（只包扎不可挤压肠管）；通知医生入手术室重新缝合处理。预防措施：①手术前后加强营养支持；②手术时用减张缝线，术后延缓拆线时间；③应在良好麻醉、腹壁松弛条件下缝合切口，避免强行缝合造成腹膜等组织撕裂；④切口外适当用腹带或胸带包扎；⑤及时处理引起腹内压增加的因素如腹胀、排便困难。

（4）肺部感染：常发生在胸、腹部大手术后。多见于老年人，长期吸烟和患有急、慢性呼吸道感染者。临床表现为术后早期发热、呼吸和心率加快。患侧胸部叩诊呈浊音或实音。听诊有局限性湿啰音，呼吸音减弱、消失或为管样呼吸音，常位于后肺底部。胸部 X 线检查见典型肺不张征象。护理：协助患者翻身、拍背及体位排痰，以解除支气管阻塞，使不张的肺重新膨胀；鼓励患者自行咳嗽排痰；保证摄入足够的水分；全身或局部抗生素治疗。预防措施：①术前锻炼深呼吸，戒烟及治疗原有的支气管炎或慢性肺部感染；②全身麻醉手术拔管前吸净支气管内分泌物；③术后取平卧位，头偏向一侧，防止呕吐物和口腔分泌物误吸；④胸、腹带包扎松紧适宜，避免因固定或绑扎导致呼吸受限；⑤鼓励患者深呼吸、咳嗽、体位排痰或给予药物化痰，促进支气管内分泌物排出。

（5）尿路感染：常继发于尿潴留。主要表现为尿频、尿急、尿痛、排尿困难，一般无全身症状。护理：术后观察膀胱充盈程度，发现有尿潴留征象及早实施诱导排尿，失败后无菌操作下行导尿术；鼓励患者多饮水、勤排尿以起到内冲洗的作用；遵医嘱应用有效抗生素。预防：指导患者尽量自主排尿，防止和及时处理尿潴留是预防尿路感染的主要措施。

（6）深静脉血栓形成：常发生于术后长期卧床、活动减少的老年人或肥胖者，以下肢深静脉血栓形成多见。患者多有小腿或腹股沟区疼痛和压痛，体检示患肢凹陷性水肿，腓肠肌挤压试验或足背屈曲试验阳性。护理要点：①抬高患肢，制动；②禁忌经患肢静脉输液；③严禁按摩患肢，以防血栓脱落；④溶栓治疗和抗凝治疗，同时加强出、凝血时间和凝血酶原时间的监测。预防：鼓励患者术后早期离床活动；高危患者，下肢用弹性绷带或穿弹性袜以促进血液回流；避免久坐；血液高凝状态者，可给予抗凝药物。

（宋任游）

第三节　甲状腺次全切除术

一、适应证

甲状腺肿瘤、甲状腺功能亢进。

二、麻醉方式

颈丛阻滞麻醉或全身麻醉。

三、手术体位

垂头仰卧位，肩部垫高，头后仰。

四、手术切口

在胸骨切迹上二横指沿颈部皮肤横纹作正中弧形切口。

五、手术用物

1. 器械类

甲状腺包。

2. 布类

布包、衣包。

3. 其他类

0 号丝线、1 号丝线、4 号丝线、7 号丝线、4-0 可吸收线、吸引器、电刀、无菌灯罩、18 ~ 20 号 T 管、负压引流球、医用封合胶、明胶海绵、标本袋、切口笔。

六、手术步骤及护理损伤配合

1. 保护颈部两侧

递大纱垫两块，折成厚的小方块分别放在颈部两侧，用巾钳固定。

2. 常规消毒皮肤

递有齿镊夹取酒精棉球擦拭切口，用干纱垫擦干。

3. 切开皮肤、皮下组织、颈阔肌

递 10 号刀切开，纱布拭血，有齿镊提起皮肤电刀切开皮下组织，准备直钳或蚊式钳止血，1 号丝线结扎。

4. 分离皮瓣

上至甲状软骨，下至胸骨颈静脉切迹，两侧达胸锁乳突肌缘。递组织钳提起皮缘，电刀分离颈阔肌，弯蚊式钳止血，电凝止血或 1 号丝线结扎。

5. 牵开颈阔肌，缝扎颈前静脉，切开颈白线

根据情况递小甲状腺拉钩或小双头拉钩牵开颈阔肌。递无齿镊，6×17 号圆针 4 号丝线缝扎颈前静脉，中弯钳两把提起正中线两侧筋膜，电刀切开颈白线。

6. 切断颈前肌

递中弯钳一把从一侧颈前肌下方穿至对侧，递有齿直钳两把在中弯上、下各上一把，递 10 号刀切断或电刀切断。同法处理对侧。

7. 由上至下分离甲状腺组织

（1）缝扎甲状腺做牵引：递无齿镊、8×24 圆针 4 号丝线缝扎一针，线不剪断，做牵引。

（2）分离甲状腺组织：递组织剪、蚊式钳或中弯钳逐步分离甲状腺组织。

（3）分离甲状腺上、下静脉及甲状腺中静脉，结扎后切断：递中弯钳分离、中弯带 7 号或 4 号丝线引过而结扎，远端用中弯钳两把夹住后将血管切断，4 号丝线结扎；近端用 6×17 号圆针 4 号丝线缝扎。

8. 切断甲状腺峡部

递中弯钳贴气管壁前分离甲状腺峡部，用 4 号或 7 号丝线结扎后 10 号刀切断。

9. 切除甲状腺

递弯蚊式钳数把钳夹甲状腺周围，递 10 号刀沿钳上面切除甲状腺体，保留甲状腺后包膜。递蚊式钳在切面上止血，1 号丝线结扎，然后递无齿镊，6×17 圆针 4 号丝线间断缝合腺体残端止血。同法切除另一侧甲状腺。

10. 冲洗切口

递生理盐水冲洗，吸引器头吸尽，更换干净纱布，喷医用封合胶。去除肩部垫枕，清点器械、敷料、缝针等物品数目。

11. 缝合甲状腺前肌群

递无齿镊、8×24 号圆针 7 号丝线间断缝合。

12. 在两侧甲状腺前肌层下放引流管

递 18 号 T 管剪成 "Y" 形后放入引流，中弯钳协助置管。

13. 缝合颈阔肌

递无齿镊、6×17 号圆针 4 号丝线间断缝合。

14. 缝合皮下组织

递酒精棉球擦拭切口周围；递无齿镊、6×17 号圆针 0 号丝线缝合。

15. 皮内法缝合皮肤

递有齿镊、4-0 可吸收线行皮内缝合。清点器械、敷料、缝针等物品数目。

16. 覆盖切口

递有齿镊两把对合皮肤，有齿镊夹酒精棉球消毒皮肤，最后递纱布覆盖切口。

七、注意事项

（1）因甲状腺血运丰富，组织脆弱，易引起渗血、出血，故术中应快速准确地传递器械，备好钳带线，充分止血，并放好引流管。

（2）术毕，过手术床时，应用手托住患者头颈部，防止患者自行用力引起出血，保护好引流管，防止引流管脱落。

（3）因甲状腺功能亢进患者基础代谢率高，颈部手术铺单时几乎覆盖了全身，甚至包括头部，因此，在手术消毒前应取走患者身上的被子，避免患者出汗导致体液的丢失。

（4）防止体位并发症，防止电灼伤。

（宋任游）

第四节　甲状腺癌根治术

一、适应证

甲状腺癌。

二、麻醉方式

全身麻醉。

三、手术体位

垂头仰卧位，头后仰偏向健侧，垫高肩部。

四、手术切口

X 形或 L 形切口。

五、手术用物

1. 器械类

甲状腺包。

2. 布类

布包、衣包。

3. 其他类

0号丝线、1号丝线、4号丝线、7号丝线、4-0可吸收线、花生米、吸引器、电刀、无菌灯罩、18～20号T管、负压引流球、标本袋、医用封合胶、切口笔。

六、手术步骤及护理操作配合

1. 常规消毒皮肤

递折叠好的大纱垫两块放置在颈部两侧，再递有齿镊夹酒精棉球依次消毒皮肤。

2. 切开皮肤、皮下组织、颈阔肌

递10号刀切开，干纱布拭血，蚊式钳止血，1号丝线结扎或电凝止血。

3. 分离皮瓣

上至下颌骨下缘，下至锁骨，内至颈中线，外至斜方肌前缘。递组织钳提起皮缘，递20号刀或电刀上下分离皮瓣，中弯钳止血。1号丝线结扎或电凝止血，干纱布拭血。

4. 结扎颈外静脉

递小弯钳、小直角钳、梅氏剪分离出颈外静脉，递10号刀切断，4号丝线及1号丝线双重结扎。

5. 切断肌层

切断胸锁乳突肌、肩胛舌骨肌、气管前肌群及颈前肌群，递中弯钳、小直角钳分离，柯克钳钳夹，电刀一一切断，递8×24圆针4号丝线贯穿缝扎。

6. 标本内翻，解剖颈外侧区

递10号刀切断颈丛，弯蚊式钳钳夹出血点，0号丝线结扎。

7. 切开颈动脉鞘，确认颈内静脉、迷走神经和颈总动脉

递10号刀或梅氏剪切开，递"花生米"钝性分离。若癌肿浸润颈内静脉，则递小弯钳钳夹静脉、10号刀切断，4号线结扎，5×14圆针1号丝线结扎。

8. 解剖颌下区

分离颌下腺周围包膜连同附近淋巴结脂肪组织，递甲状腺拉钩牵开下颌舌骨肌，递中弯钳、梅氏剪分离。

9. 解剖颌下三角区

递梅氏剪、中弯钳，花生米钝性剥离，暴露颌下三角区，小弯钳钳夹出血点，1号丝线结扎或电凝止血。

10. 清除迷走神经和颈动脉周围的脂肪淋巴组织

递中弯钳、直角钳分离、钳夹，梅氏剪逐个清除。

11. 切断带状肌，结扎甲状腺上下动脉

递中弯钳分离、钳夹，10号刀切断带状肌，4号丝线结扎血管。

12. 切除癌肿及周围组织

递电刀沿气管前壁切下标本。

13. 冲洗切口

递生理盐水冲洗，吸引器头吸引，更换干净纱布，清点器械、敷料、缝针等物品数目，去除肩部垫枕。

14. 于颌下锁骨内、上侧置引流管

递引流管两根，递 9×28 三角针 4 号丝线将引流管固定于皮肤。

15. 缝合颈阔肌

递无齿镊，6×17 圆针 1 号丝线缝合。

16. 缝合皮肤

递有齿镊，9×28 三角针 1 号丝线缝合，再次清点物品数目。

17. 覆盖切口

递有齿镊夹酒精棉球消毒皮肤，纱布覆盖切口。

（宋任游）

第五节　单纯乳腺肿块切除术

一、适应证

（1）乳房良性肿瘤（如纤维瘤），局限性乳腺增生症。
（2）巨大的良性肿瘤或多发性瘤及累及乳头的肿瘤。
（3）早期乳腺癌有综合治疗条件者，或晚期乳腺癌，患者体质弱不能耐受根治手术者。

二、麻醉方式

局部浸润麻醉。

三、手术体位

仰卧位。

四、手术切口

以病变为中心做放射状切口或弧形切口。

五、手术用物

1. 器械类

清创包。

2. 布类

乳腺布包、衣包。

3. 其他类

1 号丝线、4 号丝线、吸引器、电刀、长电刀头、无菌灯罩、引流膜、4-0 可吸收线、标本袋、弹性绷带、切口笔。

六、手术步骤及护理操作配合

1. 常规消毒皮肤

递消毒钳夹碘酊、酒精纱球依次消毒皮肤。

2. 弧形或放射状切开皮肤及皮下组织

递 20 号刀切开，干纱布拭血，弯蚊钳止血，1 号丝线结扎出血点或电凝止血。

3. 分离皮瓣，显露全部肿块

更换手术刀片，递组织钳数把钳夹切口皮缘，电刀潜行分离皮瓣，显露肿块，干纱布压迫止血。

4. 切除肿块

距病变区 0.5 ~ 1 cm 做楔形切口，沿胸大肌筋膜前切除肿块，递组织钳夹持肿块或递 9 × 28 圆针 7 号丝线在肿块中央作牵引缝合，递 15 号刀沿肿块两侧切除。

5. 创面止血

递蚊式钳钳夹，1 号丝线结扎或电凝止血，清点器械、敷料、缝针数目，更换干净纱布。

6. 缝合乳腺组织及浅筋膜

递 9 × 28 圆针 4 号丝线间断缝合。

7. 缝合皮下组织

递海绵钳夹持酒精纱球消毒，递无齿镊，9 × 28 圆针 1 号丝线间断缝合，再次清点物品数目。

8. 缝合皮肤

递 9 × 28 三角针 1 号丝线间断缝合或 4-0 可吸收线皮内缝合。

9. 覆盖切口

递酒精纱球消毒，纱布或敷贴覆盖切口，弹性绷带加压包扎。

（宋任游）

第六节　乳腺癌根治术

一、适应证

（1）Ⅰ、Ⅱ期乳腺癌，患者全身情况较好者。

（2）部分Ⅱ期乳腺癌或放射治疗后，原发病灶及腋窝转移有明显缩小者。

二、麻醉方式

全身麻醉。

三、手术体位

（1）仰卧位，患侧上肢外展，肩下用沙袋垫高30°，手术床稍偏向健侧。

（2）仰卧位，患侧上肢外展90°并固定在手术台的支架上，注意不要过伸，防止臂丛神经麻痹，并以软枕将胸部垫高5 cm左右。

四、手术切口

以肿瘤为中心环绕乳头和乳晕做一纵梭形切口。

五、手术用物

1. 器械类

大包、长四样。

2. 布类

乳腺布包、衣包。

3. 其他类

1号丝线、4号丝线、7号丝线、11号刀片、50 mL注射器、吸引器、电刀、长电刀头、无菌灯罩、引流管2根、负压瓶及连接管2套、医用封合胶、5-氟尿嘧啶、灭菌蒸馏水、标本袋、烧伤棉垫、弹性绷带或胸带、切口笔。

六、手术步骤及护理操作配合

1. 手术野皮肤常规消毒及铺巾

切口处贴手术粘贴巾，保护切口，上肢用小被单包裹至上臂，无菌绷带包扎。

2. 切口的形状大小

按肿块所在位置及大小决定。一般采用距肿块周围5 cm的梭形切口，向上伸展至锁骨和胸大肌边缘之间，向下延伸至肋缘以下。

3. 游离皮瓣

切开皮肤、皮下组织，电刀止血。用直钳夹住切口皮肤作牵引，用电刀分离皮肤，切除皮下脂肪，上至锁骨，下至腹直肌前鞘，内至胸骨边缘，外侧达背阔肌前缘。出血处一般用电刀止血。

4. 切断胸大肌、胸小肌

将胸大肌在靠近肱骨附着处切断，在锁骨下用手指将胸大肌与胸壁钝性分离。切断锁骨部及胸部肌肉纤维，出血处一般用电刀止血或1号丝线结扎。切开胸小肌筋膜，将胸小肌近喙突处切断向下内方牵引。

5. 处理腋窝部及锁骨上下脂肪组织及淋巴结

将胸大肌、胸小肌一起向下牵引，弯组织剪剪开腋窝部筋膜，用组织剪、花生米游离腋窝部及锁骨上下的脂肪和淋巴结组织，将腋动脉、腋静脉各分支用血管钳钳住切断，清除淋巴结，1号丝线或4号丝线结扎，然后切断胸骨缘及肋骨上面的胸大肌、胸小肌纤维，使乳房连同胸大肌、胸小肌整块切除。出血点一般用电刀止血。

6. 冲洗伤口，隔离

用直钳钳住切口皮肤作牵引，先用蒸馏水浸泡切口，再用盐水冲洗伤口两遍，再用5-氟尿嘧啶浸泡创面。每次冲洗后用纱垫擦干伤口，仔细检查伤口有无出血，如有出血，用电刀止血。第三遍用氮介水（1 000 mL蒸馏水加盐酸氮芥20 mg），浸泡创面5分钟。然后，洗手护士、术者更换手套、手术衣，更换手术器械，手术台上再铺上无菌小被单。

7. 放置引流

于腋窝下 6~7 cm 的腋中线上戳一小口，放置第 1 根橡皮引流管。三角针 4 号丝线固定引流管。放置第 2 根引流管于胸壁，固定方法同第 1 根。

8. 缝合切口

修整切口皮肤，6×14 小圆针 1 号丝线皮下间断缝合，皮肤用 6×14 三角针 1 号丝线缝合。如伤口张力过大，可用 7 号丝线作减张缝合，必要时取大腿皮肤植皮。

9. 引流

用负压抽吸引流管，抽出切口内残余的液体，盖无菌敷料，腋窝部锁骨下方及胸部用烧伤棉垫压迫包扎，减少创面术后渗血，引流管接上引流袋。

10. 包扎、固定

用胶布固定伤口敷料，打好胸带，如为全身麻醉患者，待患者清醒后再打胸带。

七、护理注意事项

（1）防止患者手臂过度外展（不能超过 90°），损伤臂丛神经。

（2）手术开始前由巡回护士、洗手护士、麻醉医生和主刀医生共同核对手术患者和手术部位，并准备切口笔。

（3）手术时需将手术床偏向健侧，如在等待快速病理检查结果，应将手术床摇平，以防止患者坠床术前做好相应约束。

（4）伤口包扎时松紧要适宜，过松起不到压迫止血作用，过紧会引起患者呼吸困难及皮瓣坏死。

（5）巡回护士应将病房带来的化疗药在手术开始前输入，因为手术时癌细胞可通过小血管扩散到全身，所以手术开始前应使体内有一定浓度的化疗药，这样有助于手术的成功。

（宋任游）

第七节　乳腺癌改良根治术

一、适应证

非浸润性乳腺癌或 I 期浸润性乳腺癌；II 期乳腺癌临床无明显腋淋巴结肿大。

二、麻醉方式

全身麻醉。

三、手术体位

仰卧位，患侧腋下垫一小枕，上肢外展 90°，用托手板支持。

四、手术切口

以肿瘤为中心环绕乳头和乳晕做一纵梭形切口。

五、手术用物

1. 器械类

大包、大弯、扁桃体钳。

2. 布类

乳腺布包、衣包。

3. 其他类

1 号丝线、4 号丝线、7 号丝线、11 号刀片、50 mL 注射器、手术粘贴巾、吸引器、电刀、长电刀头、无菌灯罩、烧伤棉垫、引流管 2 根、负压瓶及连接管 2 套、医用封合胶、5-氟尿嘧啶、灭菌蒸馏水、标本袋、弹性绷带或胸带、切口笔。

六、手术步骤及护理操作配合

1. 消毒

常规消毒皮肤，距离癌肿边缘 4 ~ 5 cm 做一纵向或梭形切口，切开皮肤、皮下组织递 20 号刀切开，干纱垫拭血，1 号丝线结扎或电凝止血。

2. 分离皮瓣

自皮肤与浅筋膜之间分离皮瓣，上界为锁骨下缘，下界达肋弓处，内侧界近胸骨，将乳腺从胸大肌筋膜浅面分离，更换刀片，递组织钳数把提起皮缘，电刀分离皮瓣。干纱垫压迫止血，递甲状腺拉钩暴露术野。

3. 清除胸小肌筋膜和胸肌间淋巴结

递组织钳夹持乳腺组织向外牵拉，递中弯钳、20 号刀锐性分离，4 号丝线结扎出血点，递温盐水纱垫覆盖胸壁创面。

4. 分离腋静脉、周围的脂肪及淋巴组织

解剖腋窝，递甲状腺拉钩牵开显露，小弯钳、组织剪分离腋静脉，钳夹向下的分支血管，4 号丝线结扎或 6×17 圆针 4 号丝线缝扎腋静脉。

5. 切除乳腺、胸肌间淋巴结、腋淋巴结

递电刀切除，弯蚊钳钳夹出血点，4 号丝线结扎。

6. 冲洗切口

递温无菌蒸馏水或加 5-氟尿嘧啶冲洗，更换干净的纱垫。清点器械、敷料、缝针等物品数目。

7. 放置引流管

于切口外侧下方及腋下各做一个小切口，放置引流。递 11 号刀片切开，中弯钳放置硅胶引流管，9×28 三角针 7 号丝线固定引流管于皮肤上。

8. 缝合皮瓣

递无齿镊，9×28 圆针 1 号丝线间断缝合。

9. 缝合皮肤

递有齿镊 9×28 三角针 1 号丝线间断缝合。

10. 覆盖切口

递酒精纱球消毒皮肤，递纱布覆盖切口，腋窝用纱布填塞，覆盖烧伤棉垫数块，绷带或弹性绷带加压包扎。

（宋任游）

第八节　肺叶切除术

一、适应证

肺结核、肺良性肿瘤、肺脓肿、支气管扩张、肺癌等。

二、麻醉方式

全身麻醉，双腔气管插管。

三、手术体位

侧卧位。

四、手术切口

改良后外侧切口。

五、手术步骤及护理操作配合

见表7-2。

表7-2　肺叶切除术手术步骤及护理操作配合

手术步骤	护理操作配合
1. 手术野常规消毒皮肤、铺单	递擦皮钳夹小纱布蘸碘酒、酒精常规消毒皮肤，铺中单，贴术前膜铺胸单，托盘覆盖大单
2. 切开皮肤、皮下组织、肌肉	递22号刀、有齿镊切开皮肤，递电刀切开皮下组织及肌肉、电凝止血
3. 切开胸膜，探查胸腔	递电刀切开胸膜，2块纱垫保护切口创面；递肋骨牵开器牵开切口；如肺与肋面粘连则先递弯血管钳、组织剪、钳夹花生米钝性分离，1号丝线结扎或电凝止血，显露手术野
4. 游离肺动脉、肺静脉并结扎	递长无齿镊、长组织剪剪开肺门处纵隔胸膜，显露肺血管，递长组织剪、长无齿镊将肺血管周围的纤维组织及血管鞘膜剪开，显露肺血管，递中直角钳绕过充分显露的肺血管后壁，用大弯血管钳带7号或者4号丝线结扎，近端结扎2次，显露肺血管远端，游离分支血管，递直角钳绕过血管，钳带4号或者7号丝线分别结扎分支血管，递6×17圆针、4号丝线缝扎，递组织剪剪断血管。游离过程中也可用花生米做钝性分离
5. 处理支气管	递长无齿镊、长组织剪解剖支气管，游离完毕，递大直角钳或心耳钳钳夹支气管，肺钳夹住肺端，10号刀切断支气管，酒精棉球擦拭，双10号丝线结扎，9×17圆针、7号丝线缝扎或递3-0号可吸收缝线连续往返缝合或使用切割闭合器进行处理

续表

手术步骤	护理操作配合
6. 检查有无漏气，冲洗胸腔	递温盐水灌于胸腔，检查有无气泡自缝合的支气管断端漏出，若漏气再缝补至不漏气为止。递吸引器抽吸干净
7. 放置胸腔引流管，清点器械、敷料，关胸	递11号刀于第7、第8肋间腋后线处戳口放置胸腔引流管，若为上肺叶切除同时于锁骨中线外侧第2肋间放置28～36号胸腔引流管引流，清点器械、纱布、纱垫、缝针。递闭胸器、13×34圆针10号丝线间断缝合，血管钳固定或0号涤纶线缝合，缝线打结；递13×34圆针、7号丝线缝合肌层，4号丝线缝合皮下组织，递4-0号可吸收线连续皮内缝合

（宋任游）

第九节　胃癌根治术

一、适应证

（1）经胃镜和钡剂检查后确诊为癌者。

（2）临床检查锁骨上无肿大之淋巴结，无腹腔积液征，直肠指检直肠膀胱（子宫）陷窝未触及肿物者。

（3）无严重心、肺、肝、肾功能不全，血清白蛋白在 3.5 g/L 以上者。

（4）术者 B 超及 CT 检查无肝或肺等远处转移者。

（5）剖腹手术探查未发现肝转移，无腹膜弥漫性种植转移，肿瘤未侵犯胰腺、肠系膜上动脉，无腹主动脉旁淋巴结转移者。

二、禁忌证

（1）临床已证实有远处转移：如锁骨上淋巴结转移，直肠指检触及直肠膀胱（子宫）陷窝有肿物，B 超、CT 或胸部 X 线片证实有肝或肺转移者。

（2）剖腹探查发现腹壁已有弥漫性种植转移：肝有转移灶，肿瘤已侵犯胰腺实质或已累及肠系膜上动脉，盆腔已有肿物种植，腹主动脉旁已有淋巴结转移者。

出现上述现象的肿瘤已属不可能行根治性切除的范围，可酌情行姑息性手术，包括姑息性胃部分切除术或胃空肠吻合术。

三、麻醉方式

联合麻醉或全身麻醉。

四、手术切口

上腹部正中切口。

五、手术体位

平卧位。

六、手术步骤及护理操作配合

见表 7-3。

表 7-3　胃癌根治术手术步骤及护理操作配合

手术步骤	护理操作配合
1. 消毒手术野皮肤	递擦皮钳夹小纱布蘸碘酒、酒精消毒手术野。以切口为中心，上至双侧乳头，下至耻骨联合水平，双侧至腋中线，待皮肤消毒剂干燥后，最后一块干纱布拭净脐孔内皮肤消毒剂
2. 铺无菌单	助手站在患者右侧，递第 1 块治疗巾，助手接过盖住切口下方，第 2 块治疗巾盖住切口对侧，第 3 块治疗巾盖住切口上方，第 4 块铺近侧，递术前膜协助贴膜，覆盖腹口
3. 切开皮肤、皮下组织，手术切口即上自剑突、向下绕脐达脐下 2 cm	切口边缘各置 1 块纱布，递 22 号刀、有齿镊，切开皮肤，弯钳止血；干纱布拭血，1 号丝线结扎或电凝止血
4. 切开腹白线，显露腹膜	更换手术刀片，递 22 号刀、有齿镊，切开腹白线，组织剪扩大切口；更换湿纱布，递甲状腺拉钩牵开手术野，递 4 号刀柄将腹膜外脂肪推开，显露腹膜
5. 切开腹膜，保护切口	递中弯血管钳 2 把钳夹提起腹膜，递 10 号刀切开，组织剪上、下扩大切口；递切口保护器保护切口
6. 探查腹腔	递腹部拉钩显露手术野；递生理盐水湿手探查，更换深部手术器械及湿纱垫；递腹腔自动钩牵开显露术野；递无齿卵圆钳提起胃以尽量减少瘤细胞的扩散
7. 阻断胃周动、静脉血液循环 将胃向下牵引，在小网膜接近胃左、右动、静脉根部缝扎，继之对胃网膜左、右动、静脉予以结扎，同时把贲门口和幽门口以粗线阻断，以防操作中癌细胞血行扩散	递中弯血管钳带 4 号丝线结扎血管或 6×17 圆针、1 号丝线缝扎
8. 切除网膜 将胃上提，横结肠向下牵引，使胃横结肠间系膜紧张，术者左手牵引大网膜显露无血管区，用电刀自横结肠缘上切开。从结肠中间部开始向左侧切至脾下极处，继而向右侧切开，直达横结肠肝曲	递电刀
9. 切除横结肠系膜前叶淋巴结	递中弯血管钳带 4 号丝线结扎血管或 6×17 圆针、1 号丝线缝扎
10. 切断胃网膜右动脉和静脉，清除淋巴结	递 11 号刀，递花生米在结肠系膜前后叶之间进行锐性和钝性解剖剥离，在此易找到疏松结缔组织间隙，清除结肠系膜前叶及其脂肪淋巴组织
11. 清除胰后淋巴结	递中弯血管钳带 4 号丝线结扎血管或 6×17 圆针、1 号丝线缝扎
12. 清除肝十二指肠韧带内淋巴结	同上

续表

手术步骤	护理操作配合
13. 切断十二指肠 幽门侧清除完毕后，通常在距幽门以远端 3 cm 处切断十二指肠；如幽门部疑被癌浸润，可在 4~5 cm 以远处切断；如拟行 Billroth Ⅱ 式吻合，可常规缝合关闭十二指肠残端	同上
14. 清除肝总动脉干淋巴结	递直角钳分离、中弯血管钳钳钳夹、组织剪剪断，4 号丝线结扎或 6×17 圆针、4 号丝线缝扎
15. 清除腹腔动脉周围淋巴结	同上
16. 清除胃网膜左动脉淋巴结	同上
17. 如系胃体或大弯侧胃癌，可一并提出脾脏，剥开脾肾韧带及胃膈韧带，沿腹膜后间隙完全游离胰尾体部。将脾静脉在肠系膜下静脉汇入部左侧结扎、切断。如需切胰体和胰尾，可在肝门静脉、肠系膜上静脉轴以左切断，单独缝扎胰管，将断面仔细止血	递中弯血管钳带 4 号丝结扎血管或 6×17 圆针、1 号丝线缝扎
18. 切除胃 切断肝左叶三角韧带，把肝左外叶翻向右下方，显露贲门区。切开食管裂口周围腹膜，分离食管下端，切断迷走神经前后干，可使食管拉向腹腔6~8 cm，足够在腹腔内与空肠吻合之用。胃切除的上下断端，上端至少应距病灶6 cm，下端至少距幽门下3 cm。切断食管下端可以在无创直角钳控制下切除整块标本，也可以把胃上提以牵引食管便于与空肠吻合，然后切胃	递闭合器
19. 关闭腹腔	递温盐水冲洗腹腔，清点器械、纱布、纱垫、缝针等；递中弯血管钳钳夹腹膜上下角及两侧缘；13×34 圆针或 9×28 圆针、7 号丝线间断缝合或 0 号可吸收线连续缝合
20. 缝合腹白线	递无齿镊、13×34 圆针或 9×28 圆针、7 号丝线间断缝合，甲状腺拉钩牵开
21. 冲洗伤口	递生理盐水冲洗，吸引器吸引，更换干纱布，再次清点器械、纱布、纱垫、缝
22. 缝合皮下组织	递有齿镊、9×28 圆针、1 号丝线间断缝合皮下组织；去除术前膜，递酒精棉球擦拭周围皮肤
23. 缝合皮肤、覆盖切口	递有齿镊、9×28 皮针、1 号丝线间断缝合皮肤或 4-0 号皮内缝合；递酒精棉球再次消毒切口皮肤，2 把有齿镊对好皮肤切缘；纱布棉垫覆盖，包扎伤口

（宋任游）

第十节 开腹胆囊切除术

一、适应证

（1）发病 72 小时以内的有明确手术指征的急性胆囊炎（包括化脓性、坏疽性、梗阻性胆囊炎）患者。

（2）有症状的慢性胆囊炎，经全面检查可除外能引起类似症状的其他上腹部疾病，超声提示胆囊壁增厚或胆囊造影证实已无功能；引起长期的消化不良症状或因反复发作影响日常的生活和工作者。

（3）有症状的胆囊结石患者。

（4）胆囊隆起性病变患者，直径 1 cm 以上的胆囊息肉或胆囊癌患者。

（5）胆囊内、外瘘患者，特别是胆囊造口术后的黏液性瘘患者。

（6）胆囊管已发生阻塞，引起胆囊积水或胆囊积脓。

（7）胆囊因外伤而发生破裂穿孔者。

二、禁忌证

年老、体弱，有严重其他疾病，不能耐受胆囊切除术者。

三、麻醉方式

联合麻醉或全身麻醉。

四、手术切口

右肋缘下切口或右上经腹直肌切口。

五、手术体位

仰卧位，右后肋下部用体位垫垫高。

六、手术步骤及护理操作配合

见表 7-4。

表 7-4　开腹胆囊切除术手术步骤护理操作配合

手术步骤	护理操作配合
1. 常规消毒皮肤、铺巾	递擦皮钳夹小纱布蘸碘酒、酒精消毒皮肤，铺治疗巾，贴手术膜，铺大单、中单
2. 切开皮肤及皮下组织。沿肌纤维方向切开腹直肌前鞘、腹外斜肌腱膜并牵开，分离腹直肌内外侧缘，切断腹直肌，切开肌腱膜，分离腹内斜肌及腹横肌，显露腹膜，打开腹膜并保护	递 22 号刀、有齿镊切开皮肤、皮下组织，干纱布 2 块拭血，甲状腺拉钩牵开。递中弯血管钳提夹切口，10 号刀切开，组织剪延长切口

手术步骤	护理操作配合
3. 分离粘连，显露胆囊	递甲状腺拉钩牵开，递电刀切开，手指协助分离，推开腹膜外脂肪组织
4. 分离胆囊管，显露其与胆总管、肝总管的关系	递湿纱垫隔开腹腔内脏器，递腹壁拉钩牵开；递大弯钳、血管钳提夹胆囊颈前腹膜，电刀切开，递组织剪分离周围组织
5. 结扎胆囊管、胆囊动脉	递血管分离钳带 4 号丝线先从其后方穿过，于靠近颈部处结扎。 ①顺切法切除：结扎胆囊动脉及胆囊管，递直角钳分离，钳带 4 号丝线双重结扎；6×17 圆针、1 号丝线缝扎，剥离胆囊，递中弯血管钳夹上提胆囊颈部，递电刀切开胆囊浆膜层 ②逆切法切除：先从底部剥离胆囊，递中弯血管钳夹胆囊底部，递电刀切开胆囊浆膜层，于胆囊动脉汇入胆囊壁处切断胆囊动脉，递直角钳分离，钳带 4 号丝线结扎或 6×17 圆针、1 号丝线缝扎近端
6. 切除胆囊，充分止血	递大弯血管钳钳夹，组织剪剪断，4 号丝线结扎，线剪剪线，递电刀止血，6×17 圆针、1 号丝线间断缝合胆囊床
7. 冲洗，根据术中情况放置引流管	温生理盐水冲洗手术野或腹腔，吸引器吸净，递干纱布蘸拭胆囊床及胆囊管残端 递 11 号刀切开皮肤，中弯血管钳协助引流管放置在肝下区，递 9×28 角针、4 号丝线固定引流管
8. 清点无误后逐层关腹	清点手术器械、缝针、敷料，缝合腹直肌后鞘及腹膜；递中弯钳依次钳夹腹膜，9×28 圆针、4 号丝线间断缝合；缝合腹横肌、腹内外斜肌腱膜、腹直肌前鞘，递 9×28 圆针、7 号丝线间断缝合；再次清点器械、纱布、纱垫、缝针，缝合切口，递生理盐水冲洗，干纱布 1 块；递酒精棉球消毒，9×28 圆针、1 号丝线间断缝合皮下，递有齿镊、9×28 角针、1 号丝线间断缝合皮肤

（宋任游）

第十一节 腹腔镜胆囊切除术（LC）

一、适应证

（1）各种不同类型、有明显临床症状的胆囊结石患者：如单纯慢性胆囊炎并发结石，慢性萎缩性胆囊炎并结石，充满型胆囊结石，慢性胆囊炎结石嵌顿等。

（2）胆囊息肉样病变患者。

（3）无症状性单纯胆囊结石患者：下列患者应采取 LC 治疗。①陶瓷胆囊，因其胆囊癌发生率高达 25%；②胆囊结石直径超过 3 cm，即使无明显症状也应积极治疗，因结石直径 >3 cm 的胆囊结石患者，其胆囊癌发生率明显高于结石直径 <3 cm 者；③无症状性胆囊结石并发胆囊息肉者。

（4）糖尿病患者并发胆囊结石：一旦出现临床症状，应尽早手术治疗，甚至目前有观点认为即使无症状也应手术。

（5）慢性胆囊炎并结石急性发作患者：大多数经用解痉、镇痛、抗炎等治疗后，急性胆绞痛的临床症状和体征能迅速缓解，抓紧手术时机，可实行此手术；而另一类型为胆囊结石嵌顿，虽已对症用药处理，体征和症状均不能缓解，胆囊壁易发生坏死，甚至胆囊穿孔形成腹膜炎，这种患者应尽早手术，超过 24 小时不宜做 LC。

二、禁忌证

1. 相对禁忌证

（1）结石性胆囊炎急性发作期。

（2）慢性萎缩性结石性胆囊炎。

（3）有上腹部手术史。

（4）腹外疝。

2. 绝对禁忌证

（1）伴有严重并发症的急性胆囊炎：如胆囊积脓、坏疽、穿孔等。

（2）梗阻性黄疸。

（3）胆囊癌。

（4）胆囊隆起性病变疑为胆囊癌变。

（5）肝硬化肝门静脉高压症。

（6）中、后期妊娠。

（7）腹腔感染、腹膜炎。

（8）伴有出血性疾病、凝血功能障碍。

（9）重要脏器功能不全：难以耐受手术、麻醉和安放有起搏器者（禁用电凝、电切）。

（10）全身情况差不宜手术或高龄患者，无胆囊切除的强有力指征者。

（11）膈疝。

三、麻醉方式

全身麻醉。

四、Trocar 位置

（1）脐孔内上缘或内下缘。

（2）上腹正中线剑突下 3 cm 处。

（3）右锁骨中线右肋缘下 3 cm 处。

（4）右腋前线肋缘下。

五、手术体位

平卧头高脚低位，左侧倾斜 15°~30°。

六、手术步骤及护理操作配合

见表 7-5。

表 7-5 LC 手术步骤及护理操作配合

手术步骤	护理操作配合
1. 常规皮肤消毒铺单,将腹腔镜器械,按使用顺序排列于无菌器械桌上	递擦皮钳夹、1 块碘酒小纱布、3 块酒精小纱布,消毒皮肤;其中一块酒精小纱布留于肚脐上。铺置无菌单 刷手护士递进气管、吸引器管、冷光源线、单极线,协助套好摄像镜头线;巡回护士连接冷光源线、镜头线、电视系统、气腹机、单极线、吸引器管,并将脚踏放于术者脚侧
2. 建立气腹:脐上缘或下缘做一 10 mm 弧形切口,气腹针穿刺腹壁,证实气腹针已进入腹腔后,连接 CO_2 气腹机,达气腹腹压(1.73~2.00 kPa)后开始手术操作	递 11 号刀在脐孔上缘或下缘做一 10 mm 弧形切口,递 2 把巾钳将脐窝两侧腹壁提起,递气腹针给术者穿刺,并用装有生理盐水的无针头的 10 mL 注射器与气腹针相连,证实气腹针已进入腹腔后,连接 CO_2 气腹机,直至达到预定气腹腹压(1.73~2.00 kPa)后取出气腹针
3. 放置 Trocar,观察腹腔、胆囊情况	递 10 mm Trocar 由切口插入,递观察镜插入套管观察,依次置入其余相应的 Trocar,巡回护士可将患者置头高脚低位,并向左侧倾斜30°,以便术者操作
4. 解剖胆囊三角区,处理胆囊管及胆囊动脉	递有齿抓钳夹胆囊底部,电凝分离钩游离胆囊管与胆囊动脉,递钛夹钳分别在胆囊管近端和远端各施加 1 枚钛夹,递电凝剪剪断,在胆囊动脉近端施加 2 枚钛夹,递电凝分离钩或电凝剪剪断。也可用可吸收夹或尼龙夹
5. 切除胆囊,处理肝床创面	递抓钳与电凝分离钩分离胆囊床,胆囊放在肝右上方,递电凝棒或电凝板对肝床仔细止血,递冲洗吸引器连接温盐水冲洗并检查有无活动性出血及胆漏,将手术床回复水平位
6. 取出胆囊	递抓钳钳夹胆囊颈部,于脐部切口或剑突下切口连同穿刺套管一起提出,递中弯血管钳、吸引器头、剪刀备用
7. 检查腹腔内有无积血及液体后拔出腹腔镜,打开套管的阀门排出腹腔内的 CO_2 气体,缝合伤口	清点器械、敷料,关闭气腹机及光源,递酒精棉球消毒切口皮肤,4-0 号角针可吸收线缝合切口,伤口贴术后膜

（邢 杰）

第十二节 胆管手术

一、胆囊切除术

（一）适应证

（1）急性胆囊炎,保守治疗无效。慢性胆囊炎非手术治疗后反复发作。

（2）有症状的胆囊结石。

（3）有隆起病变的胆囊息肉。

（4）胆囊外伤性破裂等。

（二）麻醉方式

气管插管全身麻醉。

（三）手术体位

仰卧位（右侧垫高 15°～30°）。

（四）术前准备

1. 患者准备

术前使用足量抗生素，以控制患者已存在的感染。

2. 物品准备

胆道包、剖腹孔、双层大单、胆道探、液状石蜡、12 号或 14 号红色导尿管、10 mL 注射器、50 mL 注射器、各型号 T 形管、4-0 或 5-0 Prolene 线、胶原蛋白。

（五）手术方法及护理操作配合

详见表 7-6。

表 7-6　胆囊切除术手术方法及护理操作配合

手术方法	护理操作配合
1. 手术切口	右上腹直肌切口或右肋缘下切口
2. 手术野皮肤消毒	用 1% 活力碘消毒皮肤 3 次，上至乳头，下至耻骨联合，两侧至腋中线
3. 开腹：右上腹直肌切口或右肋缘下切口	23 号刀切开皮肤，高频电刀止血并逐层切开皮下、腹直肌前鞘、腹直肌、腹直肌后鞘和腹膜，生理盐水洗手探查
4. 分离胆囊周围粘连组织，显露肝十二指肠韧带及胆囊颈部	用长镊夹持盐水纱垫将肠曲隔开，深 S 形拉钩牵开显露肝门区。用剥离球、长剖剪分离胆囊周围组织，中弯血管钳带 2-0 丝线结扎止血，用血管钳轻轻提吊胆囊
5. 切开十二指肠韧带右缘之腹膜，分离显露胆囊管、胆囊动脉	用长镊、胆囊钳、长解剖剪剪开胆总管周围组织，2-0 丝线结扎或缝扎
6. 结扎胆囊管、胆囊动脉	用胆囊钳夹住胆囊管，解剖剪剪断，0 号丝线结扎。用 7×17 圆针 2-0 丝线缝扎 1 针（胆囊动脉结扎同上）。
7. 切除胆囊	用电刀沿肿囊边缘切开浆膜，长镊、长解剖剪或电刀剥离胆囊，2-0 丝线结扎或电凝止血
8. 缝合胆囊床	7×17 圆针 2-0 丝线间断缝合胆囊床，放置橡皮引流管，胆囊床面放置胶原蛋白止血
9. 关腹	同常规关腹

二、胆总管探查引流术

（一）适应证

胆总管内结石、胆管蛔虫、阻塞性黄疸、胆管感染、肝内胆管结石、慢性复发性胰腺炎等。

（二）麻醉方式

气管插管全身麻醉。

（三）手术体位

仰卧位（右侧垫高 15°～30°）。

（四）术前准备

1. 患者准备

应用抗生素控制感染。

2. 物品准备

胆道包、孔巾、双层大单、胆道探、取石钳、液状石蜡、各型红色导尿管、10 mL 注射器、50 mL 注射器、各型号 T 形管、3-0 和 4-0 Prolene 线、4-0 排针。

（五）手术方法与护理操作配合

详见表 7-7。

表 7-7 胆总管探查引流术手术方法及护理操作配合

手术方法	护理操作配合
1~3 步同胆囊切除术	同胆囊切除术
4. 显露胆总管	用肝脏自动拉钩分别将肝、胃、十二指肠和横结肠拉开，用盐水纱垫保护周围组织，另用一块纱垫填塞小网膜孔，套管吸引器头吸引
5. 穿刺确认胆总管，并纵行切开	用 10 mL 注射器穿刺定位，5×12 圆针 0 号丝线于胆总管壁缝牵引线 2 针，蚊式血管钳 2 把钳夹线尾，11 号刀切开，吸引器吸净胆汁
6. 探查胆总管：向上探查左、右胆管，向下探胆总管下段及 Oddis 括约肌通畅情况	从小到大依次用胆道探条探查。如有结石，用取石钳取出，放入弯盘内，并用白纱布擦干净。选择合适红色导尿管、50 mL 注射器抽吸温盐水，反复冲洗胆总管
7. 放置 T 形管引流，缝合胆总管，检查是否通畅及漏水	用长镊夹 T 形管置入胆总管，5×12 圆针 0 号丝线间断缝合。用 50 mL 注射器抽吸温盐水注入 T 形管，检查胆总管漏水情况
8. 于肋床底部网膜孔附近放置腹腔引流管	活力碘纱球消毒皮肤，11 号刀在肋缘下侧壁做小切口，将橡皮引流管放置在网膜孔，10×34 角针 2-0 丝线腹壁缝扎固定 T 形管及橡皮引流管
9. 关腹，清点器械	同关腹常规

三、胆总管空肠 Roux-en-Y 吻合术

（一）适应证

胆总管下段梗阻、肝外胆管狭窄、十二指肠乳头开口部憩室及各种原因使胆总管明显扩张。

（二）麻醉方式

气管插管全身麻醉。

（三）手术体位

仰卧位（右侧垫高 15°~30°）。

（四）术前准备

1. 患者准备

术前完善心、肝、肾各项检查，检查凝血酶原时间。

2. 物品准备

胆道包、大孔巾、双层大单、胆道探、取石钳、肝脏多功能拉钩、液状石蜡、各型红色导尿管、10 mL 注射器、50 mL 注射器、各型号 T 形管、吻合器、荷包缝合线、3-0 号和4-0号 Prolene 线、4-0 号排针。

（五）手术方法与护理操作配合

详见表 7-8。

表 7-8　胆总管空肠 Roux-en-Y 吻合术手术方法及护理操作配合

手术方法	护理操作配合
1~3 步同胆囊切除术	同胆囊切除术
4. 腹腔探查：检查肝、胆、脾、肾、胰、胃及盆腔，明确占位病变性质和范围	生理盐水洗手，上肝脏多功能拉钩，暴露手术野
5. 穿刺胆总管，确定位置	用 10 mL 注射器穿刺，白纱布分辨胆汁
6. 游离胆管近端，剪开肝左、右管开口处	用长镊、胆囊钳、长解剖剪、剥离球钝性分离，2-0 丝线结扎或缝扎，电刀止血
7. 清扫周围淋巴结	用胆囊钳、解剖剪切断，中弯血管钳带 2-0 丝线结扎或 6×14 圆针 3-0 丝线缝扎
8. 在 Treity 韧带远端侧 10~20 cm 处切断空肠，关闭远端	用中弯血管钳、解剖剪分离系膜，2-0 线结扎，用肠钳 2 把夹住空肠，切断后以 0.5% 活力碘消毒残端，6×14 圆针 3-0 线关闭空肠远端
9. 提起横结肠，在结肠中动脉右侧系膜无血管区切开一小孔，将关闭空肠的远端经此孔上提，距断端 5 cm 处切开，空肠与胆总管吻合	23 号刀切开空肠，吸引器头吸净分泌液，0.5% 活力碘消毒。2-0 线结扎、4-0 排针缝合，5×12 圆针 0 号丝线间断加固缝合前壁
10. 将断端空肠近端与上提的空肠远端距胆管空肠吻合口 50 cm 处做端侧吻合	用肠钳钳夹空肠，盐水纱垫保护切口周围，23 号刀切开，吸引器头吸净分泌液，活力碘消毒，6×14 圆针 3-0 丝线端侧吻合
11. 空肠侧侧吻合	6×14 圆针 3-0 丝线侧侧吻合
12. 吻合口处放置引流管	用 1% 活力碘纱球消毒皮肤；11 号刀在肋缘下侧壁做小切口，并将橡皮管带出切口外，用 10×34 角针 2-0 丝线缝扎固定橡皮引流管
13. 关腹，清点器械	同关腹常规

（邢　杰）

第十三节　肝脏手术

一、右半肝切除术

（一）适应证

（1）原发性肝癌或转移性肝癌。

（2）肝外伤。

（3）肝棘球蚴虫病。

（4）阿米巴肝脓肿等。

（二）麻醉方式

气管插管全身麻醉。

（三）手术体位

仰卧位，右肋缘垫高30°。

（四）术前准备

1. 患者准备

术前检查肝功能、超声或CT、放射性核素扫描以及甲胎蛋白、凝血功能，备适量新鲜血液，术中用。

2. 物品准备

脾肾包、多功能自动拉钩、大孔巾、双层大单、手术衣、阻断血管物品及器械、可吸收缝线、肝针、胶原蛋白海绵、可吸收止血纱布、引流管、点极电灼、长电灼刀头。

（五）手术方法与护理操作配合

详见表7-9。

表7-9　右半肝切除术手术方法及护理操作配合

手术方法	护理操作配合
1. 手术切口	右肋缘下切口
2. 手术野皮肤消毒	使用1%活力碘消毒皮肤3次。范围：上至乳头，下至耻骨联合，两侧至腋中线
3. 开腹：右肋缘下切口	以23号刀片自剑突与肋缘平行向下向外斜行切开皮肤，高频电刀止血并逐层切开皮下、腹直肌前鞘、腹外斜肌腱膜。中弯血管钳钳夹，2-0或0号丝线结扎或缝扎，切断腹直肌，切开腹内斜肌肌膜。电刀切开腹直肌后鞘和腹膜。用生理盐水洗手探查
4. 充分暴露手术野，显露右半肝和第一肝门	用肝脏多功能拉钩固定于手术床沿作牵引
5. 游离肝圆韧带、镰状韧带及右冠状韧带、右三角韧带，肝结肠韧带和肝肾韧带离断	用长解剖剪、胆囊钳、长弯血管钳分离、钳夹，解剖剪剪断，2-0丝线结扎或者7×17圆针2-0丝线缝扎
6. 暴露肝门，分离肝裸区直达下腔静脉，切除胆囊	用长解剖剪、胆囊钳、长弯血管钳分离、切除胆囊，7×17圆针、2-0丝线连续缝合胆囊床，湿盐水纱垫拭血
7. 阻断肝门，时间20~30分钟	用细橡皮管或沙氏钳阻断肝蒂并记录肝门阻断时间，每5分钟报告1次时间
8. 切肝 （1）沿预切线切开肝包膜、肝实质	用电刀或23号刀切开肝包膜、分离肝实质，用长弯血管钳或胆囊钳分离、解剖剪切断，中弯血管钳带2-0丝线双重结扎或2-0和0号丝线交替结扎
（2）完全切除右半肝	用中弯血管钳钳夹其余肝组织，解剖剪切断，中弯血管钳带2-0丝线结扎或7×17圆针2-0丝线缝扎，切下标本放入弯盘内

手术方法	护理操作配合
9. 拆除橡皮管松开肝门阻断，肝创面止血	用长镊，12×34 肝针 0 号丝线或 1-0 可吸收肝针缝线缝合肝创面，胶原蛋白海绵、可吸收止血纱布固定于切面边缘
10. 肝面下放置引流	1% 活力碘消毒皮肤；11 号刀在肋缘下侧壁做小切口，中弯血管钳扩大，并将橡皮引流管带出切口外，用 10×34 角针 2-0 丝线缝扎固定橡皮引流管并连接引流袋
11. 关腹	数把中弯血管钳提起腹膜，12×28 圆针 0 号丝线或 0 号吸收线连续缝合腹膜及腹直肌后鞘。12×28 圆针 0 号丝线间断缝合腹直肌前鞘。10×34 三角针 3-0 丝线间断缝合皮肤

二、肝囊肿切除术

（一）适应证

（1）有明显症状的肝囊肿。

（2）因囊肿压迫引起肝叶萎缩及纤维化。

（3）合并有感染、出血、胆瘘等症状的肝囊肿。

（二）麻醉方式

气管插管全身麻醉。

（三）手术体位

仰卧位，右肋缘垫高 30°。

（四）术前准备

1. 患者准备

术前行肝棘球蚴虫病检查，排除该病。

2. 物品准备

脾肾包器械、大孔巾、双层大单、衣服、胶原蛋白、止血纱布、2-0 号肝针、50 mL 注射器。

（五）手术方法及护理操作配合

详见表 7-10。

表 7-10　肝囊肿切除术手术方法及护理操作配合

手术方法	护理操作配合
1~3 步同右肝叶切除术	同右肝叶切除术
4. 探查肝囊肿：肝脏情况，囊肿位置、大小、数量等	上腹部多功能拉钩，用 S 形拉钩拉开肝脏，检查囊肿位置
5. 穿刺囊肿	用长镊子、50 mL 注射器穿刺抽取囊肿内液体
6. 切除囊肿：若囊肿边缘清楚，容易分离，用解剖剪和电刀直接切除囊肿	用长解剖剪、胆囊钳分离囊肿壁，止血垫压迫止血，明显出血用 2-0 肝针线贯穿缝扎，吸引器头吸引，湿盐水纱垫拭血

续表

手术方法	护理操作配合
7. 囊肿边缘不清，不宜分离，阻断肝门 20～30 分钟，切除囊肿，手术同肝部分切除术	用细橡皮管或沙氏钳阻断肝门血管并记录肝门阻断时间，每 5 分钟报告 1 次时间。手术配合同肝部分切除术
8. 肝创面止血	用长镊、12×34 肝针 0 号丝线或 2-0 可吸收线缝合肝创面，胶原蛋白海绵、可吸收止血纱布固定于切面边缘
9. 肝面下放置引流	用 1% 活力碘消毒皮肤，11 号刀在肋缘下侧壁做小切口，中弯血管钳扩大，并将橡皮引流管带出切口外，用 10×34 角针 2-0 丝线缝扎固定橡皮引流管
10. 逐层关腹	同右半肝切除术

（刘文静）

第十四节 胰腺手术

一、急性胰腺炎手术

（一）适应证

（1）急性重症胰腺炎，病情恶化。
（2）急性重症胰腺炎，出现坏死并感染。
（3）急性重症胰腺炎，并发穿孔、出血、肠瘘等。
（4）胰腺周围脓肿或急性坏死性胰腺炎出现全身中毒症状。

（二）麻醉方式

气管插管全身麻醉。

（三）手术体位

仰卧位。

（四）术前准备

1. 患者准备

术前胰淀粉酶测定，控制感染，术前晚行温盐水灌肠。

2. 物品准备

脾肾包、腹部大拉钩、胰头癌小件（静脉拉钩、血管夹、小沙氏钳）、大孔巾、双层大单、10 mL 注射器。

（五）手术方法及护理操作配合

详见表 7-11。

169

表 7-11　急性胰腺炎手术方法及护理操作配合

手术方法	护理操作配合
1. 手术切口	上腹正中切口或肋缘下斜切口
2. 手术野皮肤消毒	用1%活力碘消毒皮肤 3 次。范围：上至乳头，下至耻骨联合，两侧至腋中线
3. 开腹：上腹正中切口或肋缘下斜口	23 号刀自剑突与肋缘平行向下向外斜行切开皮肤，高频电刀止血并逐层切开皮下、腹直肌前鞘、腹外斜肌腱膜。2-0 或 0 号丝线结扎或缝扎切断腹直肌，切开腹内斜肌肌膜。电刀切开腹直肌后鞘和腹膜。用生理盐水洗手探查
4. 探查腹腔：依次探查胰腺、肝脏、胆道等器官，确定胰腺坏死部位	用盐水纱垫、腹腔自动拉钩显露胰腺，用长镊、解剖剪、胆囊钳分离胰腺周围组织
5. 清除胰腺坏死组织。切开胰腺上、下腹膜，钝性分离胰腺后肠管，使胰腺与胰床分离	用 10 mL 注射器抽出坏死胰腺组织，做细菌学培养。用有齿敷料钳清除胰腺坏死组织，留取标本
6. 冲洗坏死组织腔，根据坏死范围放置 4~6 根引流管	用 0.1% 活力碘或大量温生理盐水冲洗坏死腔，并将引流管带出切口外，用 12×34 角针 2-0 丝线缝扎固定橡皮引流管
7. 关闭腹腔，清点器械	12×28 圆针 1-0 丝线或 1-0 吸收线连续缝合腹膜及腹直肌后鞘。12×28 圆针 0 号丝线间断缝合腹直肌前鞘，腹内斜肌肌膜及腹外斜肌腱膜。12×34 三角针 3-0 丝线间断缝合皮肤

二、胰腺囊肿内引流术

（一）适应证
（1）胰腺囊肿胃吻合术。
（2）胰腺囊肿十二指肠吻合术。
（3）胰腺囊肿空肠吻合术。

（二）麻醉方式
气管插管全身麻醉。

（三）手术体位
仰卧位。

（四）术前准备
1. 患者准备
术前胰淀粉酶、脂肪酶、血糖测定，术前晚行温盐水灌肠。
2. 物品准备
脾肾包、大孔巾、双层大单、衣服、腹部自动拉钩、10 mL 注射器。

（五）手术方法及护理操作配合
详见表 7-12。

表 7-12　胰腺囊肿内引流术手术方法及护理操作配合

手术方法	护理操作配合
1~3 步同急性胰腺炎手术	同急性胰腺炎手术
4. 暴露出囊肿	大止血垫保护好切口周围，用小拉钩暴露囊肿
5. 切开囊肿，吸出囊肿内容物，并清除囊内坏死组织	用 11 号刀切开，吸引器吸出内容物，卵圆钳清除坏死组织
6. 将距十二指肠悬韧带 30 cm 处的空肠提到横结肠前，行囊肿与空肠侧侧吻合	3-0 或 4-0 排针缝合，6×14 圆针 3-0 丝线加固
7. 空肠近、远端在距吻合口 40 cm 处再行空肠与空肠端侧吻合	用肠钳钳夹空肠，23 号刀切开，吸引器头吸净分泌液，0.5% 活力碘消毒；6×14 圆针 3-0 丝线吻合
8. 冲洗腹腔，放置引流管	大量生理盐水冲洗腹腔，1% 活力碘纱球消毒皮肤；11 号刀在肋缘下侧壁做小切口，中弯血管钳将橡皮引流管带出切口外，10×34 角针 2-0 丝线缝扎固定橡皮引流管
9. 关闭腹腔	同急性胰腺炎手术

三、胰十二指肠切除术

（一）适应证

（1）胰腺癌无广泛转移。

（2）壶腹周围癌无远处转移。

（3）胆总管中、下段癌等。

（二）麻醉方式

气管插管全身麻醉。

（三）手术体位

仰卧位。

（四）术前准备

1. 患者准备

术前 3~5 天做肠道准备，放置胃肠减压。

2. 物品准备

脾肾包、大孔巾、双层大单、衣服、腹部自动拉钩、TLC 75、CDH 25、TCR 75、TX30G、3-0 和 4-0 排针、止血纱布等。

（五）手术方法及护理操作配合

详见表 7-13。

表 7-13　胰十二指肠切除术手术方法及护理操作配合

手术方法	护理操作配合
1~3 步同急性胰腺炎手术	同急性胰腺炎手术
4. 探查腹腔：依次探查肝脏，胆管、胃、十二指肠，盆腔和肝门部、肠系膜、门静脉及腹主动脉淋巴结有无转移	术者洗手，用盐水纱垫、长无齿镊、腹腔自动拉钩牵开显露术野，吸引器吸尽腹腔积液

手术方法	护理操作配合
5. 解剖十二指肠外侧，沿十二指肠外侧切开后腹膜，探查胰头病变范围	用长镊、长解剖剪剪开后腹膜，2-0 丝线结扎止血；盐水纱垫保护肠曲，显示胰头
6. 显露肠系膜上静脉，探查肿瘤是否侵犯肠系膜上静脉前壁	术者再次用生理盐水洗手探查，沿胰腺背面用解剖剪分离肠系膜上静脉
7. 常规切除胆囊	配合同胆囊切除术
8. 游离肝固有动脉，肝总动脉和胃、十二指肠动脉，同时清扫肝门部及胰头后淋巴结，切断肝总管、十二指肠动脉	用解剖剪、中弯血管钳、胆囊钳分离切断，2-0 丝线结扎或缝扎，十二指肠动脉用 2-0 丝线双重结扎或缝扎
9. 剪开肝胃韧带，结扎、切断胃右动脉	2-0 丝线双重结扎后缝扎
10. 游离胃窦幽门部及十二指肠壶腹，距幽门下 2 cm 处切断十二指肠	用长盐水纱垫保护十二指肠周围组织，用肠钳 2 把钳夹十二指肠切断，碘伏纱球消毒断面，TX30G 处理残端。残端浆膜用 6×14 圆针 3-0 丝线间断缝合加固
11. 清除幽门部淋巴结，如有癌细胞浸润，行胃大部切除	用中弯血管钳、解剖剪游离胃大、小弯，TLC 75 离断胃远端，盐水纱垫保护切口周围，包裹残端胃
12. 游离近端空肠，于近端空肠 5~10 cm 处切断空肠	用中弯血管钳游离，解剖剪剪断，2-0 丝线结扎或缝扎，肠钳 2 把钳夹空肠，盐水纱垫保护切口周围，23 号刀或电刀切断，盐水纱垫包裹残端
13. 胰腺颈部切断胰腺，显露并保留胰管，将胰头部、十二指肠、胃、空肠上段和胆总管整块取下	用长弯血管钳、无损伤血管钳各 1 把分别夹住胰腺颈部，11 号刀或电刀切断，6×14 圆针 3-0 丝线间断缝合，切下标本置入弯盘内
14. 重建消化道，按胰、胆、十二指肠的顺序进行吻合	
（1）将胰腺切面深入空肠腔内，胰管内置硅胶管，实施胰空肠吻合	去除空肠断端的肠钳，0.5% 活力碘消毒肠管，用长镊将胰腺切面置入空肠内，圆针 3-0 可吸引缝线或 7×17 圆针 2-0 丝线吻合间断缝合。后壁吻合完成后用硅胶引流管置于胰管内，再吻合前壁
（2）肝总管（或胆总管）空肠端侧吻合	用肠钳钳夹空肠，盐水纱垫保护切口周围，23 号刀切开，吸引器头吸净分泌液，活力碘消毒；用长镊，圆针 3-0 或 4-0 可吸收缝线或 5×12 圆针 4-0 丝线端侧吻合，间断缝合
（3）空肠十二指肠端侧吻合或胃空肠吻合，距胆肠吻合口应在 40 cm 以远处	3-0 可吸收缝线和 6×14 圆针 3-0 丝线端侧吻合，间断缝合
15. 于胰肠、胆肠吻口前、后分别放置引流管，自腹壁戳洞引出橡皮引流管	用大量蒸馏水冲洗腹腔，长纱布垫、长无齿镊检查腹腔及吻合口有无活动出血，11 号刀在肋缘下侧壁做小切口，将橡皮引流管带出切口外，10×34 角针 2-0 丝线缝扎固定橡皮引流管
16. 关闭腹腔	同急性胰腺炎手术

（刘文静）

第十五节 小肠手术

一、小肠造瘘术

（一）适应证

（1）空肠近侧消化道梗阻、瘘或吻合口瘘，不能进食，需肠内营养。

（2）重大腹部手术，严重创伤，腹腔感染行剖腹探查。

（3）结肠、直肠多发性肿瘤，行全结肠、直肠切除等。

（二）麻醉方式

采用全身麻醉。

（三）手术体位

仰卧位。

（四）术前准备

1. 患者准备

术前常规进行胃肠减压。

2. 物品准备

胃肠手术器械、孔巾、造瘘营养管。

（五）手术方法及护理操作配合

详见表7-14。

表 7-14 小肠造瘘术手术方法及护理操作配合

手术方法	护理操作配合
1. 手术野皮肤消毒	使用1%活力碘消毒皮肤3次。消毒范围：上至乳头，下至耻骨联合，两侧至腋中线
2. 打开腹腔	上腹正中切口，用有齿短镊确定切口位置及长度，手术者及助手各持显影纱布垫1块按压皮肤，23号刀切开，显影纱布垫拭血，电刀切皮下组织至肌层，中弯血管钳止血，2-0丝线结扎。用刀切开腹膜，组织剪扩大切口，两块湿方垫保护切口，腹部拉钩牵开暴露手术野
3. 探查腹腔	用生理盐水打湿手探查腹腔，准备深部手术器械
4. 吸净腹腔内容物、胃内容物及腹腔渗出液	用吸引管吸引（必要时去除吸引头）
5. 寻找 Treitz 韧带	用长镊、大止血垫沿横结肠系膜向上寻找 Treitz 韧带，是空肠起始的重要标志
6. 荷包缝合空肠	距离 Treitz 韧带15~20 cm处，用6×14圆针、3-0丝线在浆膜层荷包缝合，11号刀切开5 mm大小孔，止血钳分离肠管，吸尽肠内容物。盐水纱布垫保护肠管周围组织或器官

手术方法	护理操作配合
7. 空肠置管并包裹	将造瘘营养管插入肠腔，收紧荷包线。用无齿镊，6×14 圆针 3-0 丝线浆膜层间断缝合，并包埋 3~5 cm
8. 固定造瘘管	用 50 mL 注射器向造瘘管内注入生理盐水 20 mL，观察切口周围有无渗漏。将造瘘管尾部引出腹壁外，壁层腹膜用 6×14 圆针 3-0 丝线浆膜层间断缝合固定。腹腔外用 9×28 三角针，2-0 丝线固定
9. 关闭腹腔	清点台上所有用物
（1）缝合后鞘和腹膜	用中弯血管钳提取腹膜，用 12×28 圆针 0 号丝线连续缝合
（2）缝合腹直肌前鞘	用 12×28 圆针 0 号丝线间断缝合
（3）缝合皮下组织	用组织钳夹活力碘棉球消毒皮肤，用 12×28 圆针 0 号丝线间断缝合
（4）缝合皮肤，清点器械	用 10×34 角针 3-0 丝线间断缝合，备活力碘棉球消毒皮肤，纱布覆盖伤口

二、小肠部分切除术

（一）适应证

（1）绞窄性疝、肠扭转、肠粘连等引起的肠坏死。

（2）小肠较大的损伤，小肠局限性炎症、狭窄引起的肠梗阻。

（3）小肠及肠系膜肿瘤者等。

（二）麻醉方式

采用全身麻醉。

（三）手术体位

仰卧位。

（四）术前准备

1. 患者准备

术前有梗阻者行胃肠减压。

2. 物品准备

胃肠手术器械、孔巾、吻合器（必要时）、3-0 吸收线、引流管。

（五）手术方法及护理操作配合

详见表 7-15。

表 7-15 小肠部分切除术手术方法及护理操作配合

手术方法	护理操作配合
1~2 步同小肠造瘘术	配合同小肠造瘘术
3. 分离病变部位肠系膜	上腹部自动拉钩，纱布垫包裹病变位置，用长无齿镊、解剖剪分离肠系膜，用 6×14 圆针、3-0 丝线缝扎止血或 2-0 丝线结扎

手术方法	护理操作配合
4. 切除病变小肠	在确定切除的小肠范围内，两端分别用可可钳和肠钳夹闭。用23号刀从中切开小肠浆膜层，电刀或解剖剪切断肠管。0.5%活力碘棉球消毒肠管2~3次，显影纱布包裹肠断端。同法切除另一端肠管。标本放置弯盘内
5. 肠管端端吻合	肠管两端用3-0丝线吊线牵拉，3-0吸收线全层缝合肠壁。6×14圆针3-0丝线浆膜层间断缝合加固。或使用CDH 25吻合器实施肠管吻合
6. 缝合肠系膜裂孔	用3-0丝线缝合肠系膜间间隙
7. 清洗腹腔，放置引流管	用大量温盐水（肿瘤患者用蒸馏水）冲洗腹腔，吸引器吸尽，放置引流管
8. 关闭腹腔同小肠造瘘术	配合同小肠造瘘术

（施馨博）

第十六节 结肠手术

一、结肠造口术

（一）适应证

不能切除的结肠、直肠或盆腔肿瘤形成的梗阻或作为左侧结肠切除吻合术的辅助性手术。

（二）麻醉方式

采用全身麻醉。

（三）手术体位

仰卧位。

（四）术前准备

1. 患者准备

术前3天口服导泻药清洁灌肠。

2. 用物准备

胃包、孔巾、玻璃棒、凡士林纱布、粗血浆引流管。

（五）手术方法及护理操作配合

详见表7-16。

表7-16 结肠造口术手术方法及护理操作配合

手术方法	护理操作配合
1~3步同小肠造瘘术	配合同小肠造瘘术
4. 游离大网膜及横结肠系膜	用长镊、中弯血管钳、解剖剪充分游离，2-0丝线结扎或缝扎止血

手术方法	护理操作配合
5. 于脐下切一小口	更换刀片，用 11 号刀片切一小口，有齿镊提夹皮缘并切除，蚊式血管钳止血、3-0 丝线结扎或电凝止血
6. 结肠造口	用玻璃棒穿过肠系膜无血管区，两端用短橡皮管绕过肠袢相连接。用无齿镊、6×14 圆针 3-0 丝线将肠浆肌层与腹膜及皮下缝合。用凡士林油纱布围绕结肠保护切口周围皮肤及结肠
7. 关闭腹腔	配合同小肠造瘘术

二、右半结肠切除术

（一）适应证

盲肠癌、升结肠癌、结肠肝区癌、阑尾类癌和腺癌。

（二）麻醉方式

采用全身麻醉。

（三）手术体位

仰卧位。

（四）术前准备

1. 患者准备

术前 3 天口服导泻药清洁灌肠。

2. 用物准备

胃包、孔巾、高频电刀、长电刀头、腹腔引流管、腹部自动拉钩、超声刀、吻合器等。

（五）手术方法及护理操作配合（以旁正中切口为例）

详见表 7-17。

表 7-17　右半结肠切除术手术方法及护理操作配合

手术方法	护理操作配合
1. 手术野皮肤消毒	使用 1% 活力碘消毒皮肤 3 次。消毒范围：上至剑突，下至大腿上 1/3 处，两侧至腋中线
2. 剖腹探查	取旁正中切口，用 23 号刀切开皮肤、皮下组织，用中弯血管钳和电刀止血，甲状腺拉钩牵开显露切口。用刀柄钝性分离，甲状腺拉钩牵开，显露后鞘及腹膜，23 号刀切开，组织剪扩大切口。两块湿显影纱垫保护切口，用腹部深部拉钩牵开显露手术野。用无菌盐水洗手，准备好吸引器
3. 显露右半结肠	协助医生上大拉钩，用湿棉垫保护切口。用纱布条结扎结肠病变的两端，抽取氟尿嘧啶 500 mg 给术者注入病变部结肠内
4. 游离右半结肠回流中枢的血管	用中弯血管钳、电刀、超声刀游离，2-0 丝线结扎或缝扎止血
5. 游离大网膜、右半结肠	用中弯血管钳、电刀游离，2-0 丝线结扎或 6×14 圆针 3-0 丝线缝扎止血

手术方法	护理操作配合
6. 切断横结肠及肿块	用肠钳 2 把、有齿直血管钳 2 把钳夹预定切断处肠管，线剪切断肠管，妥善安置标本，0.5% 活力碘棉球消毒肠管切口
7. 端端吻合肠管	将回肠与横结肠端端吻合或端侧吻合切断、吻合肠管。用 6×14 圆针 3-0 丝线间断缝合
8. 关闭系膜孔隙	用 6×14 圆针 3-0 丝线间断缝合
9. 关闭腹腔	清点器械，蒸馏水冲洗腹腔，放置引流管
（1）缝合腹直肌后鞘及腹膜	用中弯血管钳提起腹膜，用 10×28 圆针 0 号丝线缝合，或关闭腹腔线缝合腹膜
（2）冲洗切口	用 0.1% 活力碘冲洗，用吸引器吸引
（3）缝合腹直肌前鞘	用 10×28 圆针 2-0 丝线间断缝合
（4）缝合皮下组织	0.5% 活力碘消毒切口，10×28 圆针 3-0 丝线间断缝合
（5）缝合皮肤，覆盖切口	用 9×28 大三角针 3-0 丝线间断缝合，用消毒棉球消毒皮肤，纱布覆盖伤口

（施馨博）

第十七节　直肠与肛管手术

一、经腹会阴部直肠癌根治术

（一）适应证
（1）直肠下段癌，无腹腔和肝脏转移。
（2）肛管恶性肿瘤，无腹腔和远处器官转移。

（二）麻醉方式
全身麻醉。

（三）手术体位
膀胱截石卧位。

（四）术前准备
1. 患者准备
术前 3 天进流质饮食和口服导泻药清洁灌肠。
2. 用物准备
直肠包、双腔导尿管、凡士林纱布、肛管、深部手术器械、腹部自动拉钩、超声刀。

（五）手术方法及护理操作配合
详见表 7-18。

表7-18　经腹会阴部直肠癌根治术手术方法及护理操作配合

手术方法	护理操作配合
1. 手术野皮肤消毒	用1%活力碘消毒皮肤3次，会阴部使用0.5%活力碘消毒 消毒范围：耻骨联合、肛门周围及臀部、大腿上1/3内侧
2. 留置双腔导尿管	用14 F气囊导尿管、液状石蜡、注射器抽吸盐水10 mL充盈气囊，连接引流袋
3. 常规剖腹探查（见小肠造瘘手术2～3）	配合同小肠造瘘术手术2～3
4. 腹部手术部分	
（1）下腹部左旁正中切口（自耻骨联合至脐上4 cm），探查腹腔	用生理盐水洗手，腹腔拉钩牵开，盐水纱垫保护
（2）剪开乙状结肠外侧腹膜及腹膜反褶处，分离乙状结肠系膜	用长镊，长解剖剪剪开侧腹膜，长弯血管钳分离、钳夹止血，中弯血管钳带2.0或0号长丝线结扎
（3）分离直肠后壁及直肠旁的疏松结缔组织	用中弯血管钳夹束带提起乙状结肠，长镊、长直角钳、长解剖剪分离，长弯血管钳止血，中弯血管钳带2.0或0号长丝线结扎。准备热盐水纱布，吸引器
（4）分离直肠前壁	配合同（3）
（5）切断直肠两侧侧韧带，结扎直肠中动、静脉	用长弯血管钳钳夹，15号刀切断，0号丝线结扎或缝扎
（6）切断肠系膜下血管	用长直角钳，长解剖剪分离，0号、2-0丝线双重结扎
（7）切断乙状结肠	用长有齿直钳及肠钳夹住肠管，23号刀切断，用0.5%活力碘棉球消毒残端
（8）缝合近端肠管，做人工肛门；结扎远端自会阴部切口中移去	用长镊，6×17圆针2-0丝线缝合近端肠管，橡皮手套套住远端，0号丝线扎紧
（9）人工肛门腹壁造口	
1）左下腹偏外方做一皮肤椭圆形切口，同时切去一小块皮肤及腹外斜肌腱膜	用消毒棉球消毒皮肤，用23号刀切开，蚊式血管钳钳夹止血，3-0丝线结扎或电凝止血
2）逐层切开至腹膜	更换刀片，逐层切开
3）将近端乙状结肠自此切口拉出，固定于腹壁上	用5×12圆针3-0丝线缝合固定人工肛门
4）钳夹乙状结肠腹壁造口端，48小时后开放	用有齿直血管钳1把钳夹乙状结肠造口（此钳带回病房）
（10）盆腔冲洗	用温蒸馏水冲洗（此时会阴部切口已将标本移除，止血完毕）
（11）缝闭盆底，缝闭盆腹膜，盆腔内留置引流管自腹部下端引出	用长镊，长持针钳6×17圆针2-0长丝线缝合
（12）关闭腹腔	配合同右半结肠切除术
5. 会阴手术部分（另备会阴部手术物品1份）	
（1）再次消毒肛周皮肤，缝闭肛门	0.5%活力碘棉球消毒，9×28角针3-0丝线关闭肛门
（2）距肛门2～3 cm处做一椭圆形切口，切开皮肤、皮下脂肪	用23号刀切开，蚊式血管钳或电凝止血，3-0丝线结扎，干纱布拭血，用组织钳数把钳夹周围皮肤作牵引

手术方法	护理操作配合
（3）切断两侧肛提肌	更换刀片，中弯血管钳钳夹、分离，用 23 号刀切断，2-0 丝线结扎，盐水纱垫拭血
（4）分离、切断直肠周围的组织，拉出乙状结肠远端	用长弯血管钳分离，解剖剪剪断，深部拉钩牵开，2-0 丝线结扎出血点，热盐水纱布压迫止血，切下之标本置于弯盘内
（5）冲洗切口	大量温生理盐水冲洗（腹部与会阴部可先后或分两组进行）
（6）于骶前腔内放置引流	彻底清点器械、敷料等数目，粗胶管 1 条，中弯血管钳协助置管
（7）逐层缝合切口	用无齿镊，10×34 圆针 2-0 丝线逐层缝合切口；有齿镊，9×28 角针 3-0 丝线缝合皮肤
（8）覆盖切口	用有齿镊 2 把对合皮肤，消毒棉球消毒皮肤，纱布、敷料覆盖切口

二、肛瘘切除术（挂线）

（一）适应证

（1）已经纤维化的低位肛瘘。

（2）括约肌上肛瘘或括约肌外肛瘘等高位肛瘘。

（二）麻醉方式

骶管麻醉。

（三）手术体位

膀胱截石卧位。

（四）术前准备

1. 患者准备

术前日进流质饮食，会阴部及肛周备皮，清洁肛周。

2. 用物准备

直肠活检包、双层中单、孔巾、探针、亚甲蓝、窥肛器、液状石蜡、平头注射器针头 1 个、凡士林油纱布、碘仿纱布、无菌橡皮筋。

（五）手术方法及护理操作配合

详见表 7-19。

表 7-19　肛瘘切除术手术方法及护理操作配合

手术方法	护理操作配合
1. 手术切口	肛周切口
2. 手术野皮肤消毒	1% 活力碘消毒皮肤 3 次，会阴部使用 0.5% 活力碘消毒。消毒范围：耻骨联合、肛门周围及臀部、大腿上 1/3 内侧
3. 扩张肛管	1% 活力碘棉球消毒，用消毒液状石蜡、窥肛器扩张肛管
4. 探查瘘管方向及其内口，挂线将探针自瘘管轻轻送入，自肛门拉出	用注射器连接磨平的针头抽吸亚甲蓝自瘘管外门注入，将润滑油的探针从外口插入内口穿出。挂线患者将探针尾端缚一橡皮筋给术者，拉紧橡皮筋

手术方法	护理操作配合
5. 沿瘘管内、外的皮肤及黏膜切开，直至瘘管壁全部切除	用有齿镊，15 号刀切开，组织剪或电刀剥离瘘管壁，蚊式血管钳钳夹、电凝止血
6. 处理创面	
（1）一期缝合	用圆针 2-0 可吸收缝线全层缝合，6×17 角针 3-0 丝线间断缝合皮肤
（2）二期缝合	电凝止血后，用凡士林油纱布或碘仿纱布填塞创面
7. 覆盖切口	用有齿镊对合皮肤，活力碘棉球消毒，纱布覆盖切口

三、环状痔切除术

痔可分为内痔、外痔及混合痔三类。内痔是指齿状线上方肛垫移位及病理性肥大；外痔是指齿状线以下的肛周皮肤和皮下结缔组织炎性增生、静脉丛的病理性扩张或血栓淤滞而形成的肿块；混合痔，也称里外痔，发生于肛门同一方位齿状线上下，静脉曲张形成的团块，内外相连，无明显分界。

（一）适应证

内痔、外痔和混合痔，其他治疗无效。

（二）麻醉方式

骶管麻醉。

（三）手术体位

膀胱截石卧位。

（四）术前准备

1. 患者准备

术前进流质饮食，肛周备皮，术前晚灌肠。

2. 用物准备

窥肛器、粗引流管、凡士林油纱布、液状石蜡。

（五）手术方法及护理操作配合

详见表 7-20。

表 7-20 环状痔切除术手术方法及护理操作配合

手术方法	护理操作配合
1~3 步同肛瘘切除术	同肛瘘切除术
4. 牵引肛门皮肤与黏膜交界处，于齿状线平面上环形切开黏膜	用组织钳 4 把钳夹牵引，11 号刀环形切开，弯蚊式钳钳夹，干纱布拭血，3-0 丝线结扎
5. 分离黏膜下层，推开肌层及括约肌	用中弯血管钳、组织剪分离，盐水纱布剥离，3-0 丝线结扎止血
6. 于痔核上方切断黏膜：先切 1/4 圆周，边切边缝，直至完成全圈之缝合	用 11 号刀切开，有齿镊、6×14 圆针 3-0 丝线间断缝合黏膜与皮肤切缘，取下的组织钳及标本放入弯盘内
7. 直肠内放置橡皮管	将粗引流管外包绕凡士林油纱布予术者塞入肛门，保护肛门皮肤创缘，用纱布覆盖

四、吻合器痔环切术

（一）适应证

（1） Ⅱ、Ⅲ、Ⅳ期内痔患者。
（2）以内痔为主的环形痔。

（二）麻醉方式

骶管麻醉。

（三）手术体位

膀胱截石卧位。

（四）术前准备

1. 患者准备

术前日灌肠、备皮、清洁。

2. 用物准备

33 mm 吻合器（HCS 33）、肛管扩张器（CAD 33）、肛镜缝扎器（PAS 33）和持线器（ST 100）、粗引流管、凡士林油纱布、液状石蜡。

（五）手术方法及护理操作配合

详见表 7-21。

表 7-21 吻合器痔环切术手术方法及护理操作配合

手术方法	护理操作配合
1~2 步同肛瘘切除术	同肛瘘切除术
3. 扩肛 5 分钟左右	将圆形肛门扩张器涂抹液状石蜡后缓慢塞入肛门内，取出内芯
4. 通过肛镜缝扎器于齿状线上方约 4 cm 处将直肠黏膜环形缝合 1 圈	置入肛镜缝扎器，用 3.0 可吸收线通过旋转肛镜缝扎器将直肠黏膜下缝入，退出肛镜缝扎器
5. 将吻合器头端伸入到环扎处上端，环扎缝线打结，用持线器通过吻合器的孔道将线带出	用头端张开到最大限度的吻合器，伸入到环扎处上端，用持线器打结
6. 击发吻合器，取出	牵引结扎线并顺时针方向旋转收紧吻合器的同时就完成了结扎脱垂黏膜过程，打开吻合器的保险装置，击发吻合器。将吻合器逆时针方向旋转 1 周，取出吻合器和扩张器
7. 直肠内放置橡皮管	将粗引流管外包绕凡士林油纱布，予术者塞入肛门，保护肛门皮肤创缘，用纱布覆盖

（张 丽）

第十八节 腹外疝无张力修补手术

体内某个器官或组织离开其正常解剖部位，通过先天或后天形成的薄弱点、缺损或孔隙进入另一部位，称为疝。疝多发生于腹部，以腹外疝为多见，临床常见有腹股沟疝、股疝、脐疝、切口疝等。腹股沟疝是指疝囊从腹壁下动脉外侧的腹股沟内环突出，向内、向下、向前斜行经过腹股沟管，再穿出腹股沟管皮下环，可突入阴囊内。

一、手术适应证

腹股沟斜疝。

二、麻醉方式

采用硬膜外神经阻滞麻醉或局部浸润麻醉。

三、手术体位

采用仰卧位。

四、术前准备

1. 患者准备
术前排空膀胱，治疗咳嗽、便秘等引起腹压增高疾病。

2. 用物准备
疝包、孔巾、各型补片。

五、手术方法与护理操作配合

详见表7-22。

表7-22 腹外疝无张力修补术手术方法及护理操作配合

手术方法	护理操作配合
1. 手术切口	下腹腹股沟切口
2. 手术野皮肤消毒	使用1%活力碘消毒皮肤3次，会阴部使用0.5%活力碘消毒。消毒范围：上至脐部，下至大腿1/2处，包括外阴部
3. 切开皮肤、皮下、腹外斜肌腱膜	用10号刀片切皮，电刀切开皮下、腹外斜肌腱膜，电凝止血
4. 充分游离出精索，清晰暴露腹横筋膜及内环结构，精细解剖及探查整个腹股沟区	用中弯止血钳夹、解剖剪分离，电凝或2-0丝线结扎止血
5. 放入补片	用6×14圆针3-0丝线间断缝合数针固定以防止补片移位
6. 缝合切口	用7×17圆针2-0丝线间断缝合皮下、腹外斜肌腱膜，9×28三角针3-0丝线间断缝合皮肤

（张　丽）

参考文献

［1］杨琳，王琳琳，熊燕．实用临床护理操作技术［M］．南昌：江西科学技术出版社，2020.

［2］谢小华．急诊急救护理技术［M］．长沙：湖南科学技术出版社，2020.

［3］钟印芹，叶美霞．基础护理技术操作指南［M］．北京：中国科学技术出版社，2020.

［4］郭锦丽，王香莉．专科护理操作流程及考核标准［M］．北京：科学技术文献出版社，2017.

［5］曾夏杏，岳利群，谢小华．护理技术操作流程图解［M］．北京：科学出版社，2016.

［6］赵佛容，温贤秀，邓立梅．临床护理技术操作难点及对策［M］．北京：人民卫生出版社，2016.

［7］范玲，沙丽艳．儿科护理学［M］．北京：人民卫生出版社，2018.

［8］李亚敏．急危救治护士临床工作手册［M］．北京：人民卫生出版社，2018.

［9］吴惠平，付方雪．现代临床护理常规［M］．北京：人民卫生出版社，2018.

［10］叶文琴，王筱慧，李建萍．临床内科护理学［M］．北京：科学出版社，2018.

［11］李乐之．静脉治疗护士临床工作手册［M］．北京：人民卫生出版社，2018.

［12］张琳琪，王天有．实用儿科护理学［M］．北京：人民卫生出版社，2018.

［13］李庆印，陈永强．重症专科护理［M］．北京：人民卫生出版社，2018.

［14］谢萍．外科护理学［M］．北京：科学出版社，2018.

［15］张秀平．妇产科护理学［M］．北京：人民卫生出版社，2018.

［16］陈玉瑛．儿科护理学［M］．北京：科学出版社，2018.

［17］黄金月，夏海鸥．高级护理实践［M］．北京：人民卫生出版社，2018.

［18］黄人健，李秀华．外科护理学高级教程［M］．北京：科学出版社，2018.

［19］王建英，王福安．急危重症护理学［M］．郑州：郑州大学出版社，2018.

［20］朱娅萍，张勤．医疗机构消毒供应中心（室）消毒员岗位培训教程［M］．南京：东南大学出版社，2016.

［21］黄浩，李卡，秦年，等．消毒供应中心护理手册［M］．北京：科学出版社，2015.

［22］池晓玲．手术室护理实践指南［M］．北京：人民卫生出版社，2015.

［23］傅一明．急救护理技术［M］．北京：科学出版社，2016.

［24］翁素贞，叶志霞，皮红英．外科护理［M］．上海：复旦大学出版社，2016.

［25］孟共林，李兵，金立军．内科护理学［M］．北京：北京大学医学出版社，2016.

［26］陆一春，刘海燕．内科护理学［M］．北京：科学出版社，2016.

［27］李卡，许瑞华，龚姝．普外科护理手册［M］．北京：科学出版社，2015.